BURNOUT

Mit den richtigen Methoden und Techniken den Burnout überwinden!

Inhaltsverzeichnis

Einleitung 1

Teil 1 – theoretischer Diskurs 3

Hauptteil 3

Gesamtgesellschaftlicher Kontext 3

Burnout? Was ist das? 7

Ursachen eines Burnouts 12

Phasen eines Burnouts 22

Symptome eines Burnouts 26

Häufigkeit von Burnout – kann ein Burnout jeden treffen? 28

Die Folgen eines Burnouts 30

Teil 2 – Ideen zur Vorbeugung und Heilung – praktische Tipps 36

Was kannst du also tun, wenn du unter einem Burnout leidest? 36

Verhaltenstherapie 39

Psychoanalyse 39

Tiefenpsychologischer Ansatz 40

Systemischer Ansatz 41

Wie jedoch kannst du selbst aktiv werden? 42

Nimm deine Situation wahr/ Gestehe dir deine Beschwerden ein! 44

Realistische Selbsteinschätzung/ Selbstreflektion 46

Empathie/ Selbstliebe/ Wertschätzung 48

Nimm dir eine Auszeit! 54

Reduzierung der Arbeitszeit 56

Fremdbestimmung versus Selbstbestimmung 58

Nimm nichts persönlich! 60

Gesunde Lebensführung 64

Achtsamkeit/ achtsamkeitsbezogene Verfahren 67

Traditionelle Chinesische Medizin (TCM) 73

Akupressur/Akupunktur ... 74
Yoga ... 75
Meditation ... 77
Progressive Muskelentspannung ... 79
Autogenes Training ... 80
Aktives Stressbewältigungstraining ... 81
Sport ... 83
Qigong ... 86
Biofeedback ... 87
Massagen ... 87
Klangschalenmassage ... 88
Sonstiges ... 90
Was kann seitens des Arbeitgebers getan werden, um einem Burnout seiner Mitarbeiter vorzubeugen? ... 91
Wie können Angehörige dem Betroffenen helfen? ... 104
Schluss ... 106
Literaturverzeichnis ... 107
Empfehlungen ... 110
Haftungsausschluss ... 111
Impressum ... 112

Einleitung

Fühlst du dich manchmal ausgebrannt? Kennst du Momente, in denen du vollkommen erschöpft bist? Gibt es Tage, an denen dir ganz banale Dinge schwerfallen, du dich schlecht motivieren kannst und dich so ziemlich alles unendlich viel Kraft kostet? Wenn du diese Fragen mit einem Ja beantworten kannst, dann ist es möglich, dass du unter einem Burnout leidest.

Vielleicht erkennst du dich darin wieder und du hast bereits beim Lesen des ersten Absatzes kurz schlucken müssen. Vielleicht hast du seit einiger Zeit Probleme, die der Erschöpfungsproblematik, dem Burnoutsyndrom, von dem dieses Buch hier handelt, nahekommen und genau deshalb zu meinem Buch gefunden.

Das Thema Burnout ist eines, welches uns im Alltag immer wieder begegnet. Sei es, dass sich Kollegen auf der Arbeit darüber unterhalten, man im Wartezimmer beim Hausarzt darüber hört, in der Tageszeitung darüber liest, wir von erschöpften Kindern in der Schule hören oder Angestellten, die über längere Zeiträume ausfallen – das Thema Burnout ist in der modernen Welt sehr präsent. Aus diesem Grund habe ich mich dazu entschlossen, ein Buch zu veröffentlichen, welches sich dieser polarisierenden Thematik widmet.

Das Buch wurde von mir bewusst in zwei Hauptteile gegliedert. Einerseits geht es mir darum, dir einen umfassenden theoretischen Überblick zu vermitteln, in dem es um Ursachen, Symptome und die Folgen eines Burnouts geht, die dich zum einen selbst treffen, aber auch Auswirkungen auf dein privates und berufliches Umfeld, nicht zuletzt auf die gesamte Gesellschaft haben. Im anderen Teil ist es mein Anspruch, dir ein paar praktische Anregungen, Behandlungsmöglichkeiten und Lösungsstrategien mit auf den Weg zu geben, die dir dabei helfen können, selbst aktiv zu werden oder die dich darin unterstützen, deinen individuellen Prozess der Heilung in Gang zu setzen.

Vielleicht hast du aber auch zu meinem Ratgeber gefunden, weil du als Angehöriger eines Burnout-Betroffenen zwar nicht direkt von den Symptomen, aber doch von den Auswirkungen des Beschwerdebildes betroffen bist. In diesem Fall dient dir der hier vorliegende Ratgeber vor allem zur Informationsvermittlung. Er soll dir dabei helfen, deinen Angehörigen besser zu verstehen, sein Handeln oder Nichthandeln nachzuvollziehen, und dir Möglichkeiten zeigen, wie du den Betroffenen aktiv unterstützen kannst.

Außerdem kann der Ratgeber auch dem beruflichen Umfeld dienen: beispielsweise einem interessierten Arbeitgeber, der präventive Maßnahmen anstreben möchte, um seinen Mitarbeitern als größte Ressource seines Unternehmens ein Arbeitsumfeld zu schaffen, in dem Gesunderhaltung des sogenannten Humankapitals von großer Bedeutung ist.

Zunächst geht es also darum, das Thema in einen gesamtgesellschaftlichen Kontakt zu betten, anschließend um einen theoretischen Diskurs, der die Thematik insbesondere in seiner Ganzheitlichkeit zu erfassen versucht, sowie um die Schwierigkeit, den Begriff des Burnouts einheitlich zu definieren. Im zweiten und letzten Teil des Ratgebers wird dein Blick in Richtung Praxis gelenkt, um einen gesünderen Umgang mit dir selbst zu erzielen.

Teil 1 – theoretischer Diskurs

Hauptteil

Gesamtgesellschaftlicher Kontext

Bevor ich nun mit der umfassenden Darstellung der Problematik beginne, nutze ich die Gelegenheit, das vorliegende Thema in einen gesamtgesellschaftlichen Kontext zu stellen und verschiedene Perspektiven aufzuzeigen, die dafür Sorge tragen, dass Menschen verstärkt dazu neigen, sich zu überfordern.

Der tiefgreifende Wandel der Gesellschaften – die kaum noch verlässliche Strukturen bieten – kam in den vergangenen Jahren immer deutlicher zum Vorschein, hält bis in die Gegenwart an und wird sich möglicherweise in der Zukunft fortsetzen. Dies führt auf sämtlichen Ebenen zu weitreichenden Veränderungen in Zeit, Raum, Form und Inhalten.

In einer Zeit, in der der Qualifikations- und Leistungsdruck sowie das Arbeitstempo erheblich gestiegen sind, in der immer rationeller, zeitsparender und unter – durch Globalisierungsmechanismen bedingtem – internationalem Konkurrenzdruck gewirtschaftet wird, in einer Zeit, in der Widersprüche und Ungleichgewichte zwischen denen, die mithalten können, und denen, die dadurch belastet sind, wachsen, zählen diejenigen, die den größten Leidensdruck verspüren, zu denen, die am meisten von derartigen Entwicklungstendenzen negativ betroffen sind. Ist die persönliche Belastungsgrenze nicht stabil genug, droht ein Ausschluss aus der Teilhabe an gesellschaftlichen Ereignissen. Man kann nicht mehr mithalten, wird krank und nimmt schlussendlich nicht mehr teil. Diese Tendenz verstärkt den enormen gesellschaftlichen Druck und führt nicht selten dazu, sich noch mehr bemühen zu wollen.

Auf Grund der sich zunehmend globalisierenden Welt, in der Kapital, Technologie, Wissen und Produktionsanlagen weltweit frei verfügbar sind und sich Unternehmen selbst als Mitglieder dieser neuen Globalgemeinschaft verstehen, für die selbst ihre Länder nur noch Standorte unter vielen sind, stehen die Industrienationen vor einem gewaltigen Strukturwandel, in der sich alte Strukturen grundlegend verändern – von der einstigen Industriegesellschaft zu einer Welt des Wissens, der Informations- und Dienstleistungsgesellschaft. Dieser Wandel, der sich bereits seit einigen Jahren vollzieht, geschieht immer rasanter und der Anpassungsdruck, dem letztlich sowohl der Arbeitgeber als auch der Arbeitnehmer standhalten muss, steigt kontinuierlich an. Dabei bleiben jedoch jene Menschen auf der Strecke, die auf Grund einer andauernden Belastung nicht mehr mithalten können.

Der sozioökonomische Wandel unserer Zeit schlägt sich unter anderem in einer Vielzahl bereits bekannter und neuer Organisationsformen, zunehmender Informatisierung und den damit verbundenen Kooperationsformen und Arbeitsinhalten nieder, was sich verstärkt in Befürchtungen hinsichtlich der Teilhabe an Erwerbsarbeit äußert. Um nun also derartig unaufhaltsamen Veränderungen standzuhalten, gilt es, sich neben all den Ansprüchen der modernen Lebenswelt zusätzlich mit Wissen und Qualifikationen zu rüsten, um sich Ein-, Um- und Wiedereinstiegsmöglichkeiten zu sichern. Demzufolge werden Arbeitsplätze mit einfachen Tätigkeiten, die gerade benachteiligten Personen eine gesellschaftliche Integration ermöglichen, wegrationalisiert. Ausgehend von der Tatsache soziokultureller wie auch sozioökonomischer Veränderungen, durch die sich Flexibilitäts-, Mobilitäts- und Qualifikationsansprüche bis an ihr Maximum steigern, bleibt der Einstieg oder Verbleib im Erwerbsleben für jene, die diesen Kriterien nicht entsprechen, weitgehend verschlossen. Nun muss die Gesellschaft auch damit rechnen, dass es Menschen gibt, die auf Grund ihrer persönlichen Situation und ihrer Belastbarkeit ebenfalls davon bedroht sind, ausgeschlossen zu werden. Dies ist einer der Gründe, warum sich Menschen dazu entscheiden, weit über ihre Grenzen hinaus Dinge zu leisten, durch die ihre geistigen, seelischen, körperlichen und emotionalen Ressourcen bis zur mitunter kompletten Entleerung aufgebraucht werden.

Es ist jedoch nicht ausschließlich davon auszugehen, dass strukturelle Veränderungen die Erwerbsarbeit betreffend dafür Sorge tragen, dass es Menschen gibt, die diesem Anpassungsdruck nicht standhalten und daran zu zerbrechen drohen, sondern auch weitreichende Veränderungen hinsichtlich familiärer Strukturen tragen dazu bei, dass Menschen erschöpfen. Eine Familie zu gründen, zu heiraten, sich für Kinder zu entscheiden, bedeutet kein verlässliches Abkommen mehr bis ans Ende unseres Lebens. Es ist nicht mehr von der Hand zu weisen, dass immer mehr Familien auseinanderbrechen und man für diese neugewonnene Freiheit einen überaus hohen Preis zahlt, glaubt man Statistiken, die eine hohe Anzahl alleinerziehender Elternteile offenlegen. Den hohen Preis zahlen am Ende alle Familienmitglieder. So gibt es meist einen Elternteil, der häufig weniger Kontakt zu seinen Kindern hat und trotzdem Unterhalt zahlt, den anderen Elternteil, der sich oftmals mit mehreren Jobs über Wasser hält und unter einer unbefriedigenden Vereinbarkeit von Familie und Beruf leidet, und Kinder, die unter wegbrechenden Sicherheiten und Strukturen leiden und einen großen Verlust erleben. Hinzu kommen seelische Verletzungen, die sich die einst Liebenden zumuten und die für zusätzliche Belastungen sorgen.

Natürlich sind auch Familien ohne Trennungen von Belastungen betroffen, die eben anders aussehen, aber nicht minder anspruchsvoll sind. Sei es die Arbeitsbelastung durch ein Aufrechterhalten ungünstiger Arbeitsbedingungen, weil der Kredit für das Haus getilgt werden muss, die Kinderbetreuung organisiert werden muss und ein ständiger Druck herrscht, sich so flexibel wie möglich an sich verändernde Rahmenbedingungen anzupassen.

Mögliche Situationen, die zu einer Belastung sowie zu einem systematischen Abbau persönlicher Ressourcen bis hin zur vollständigen Erschöpfung führen können, könnte ich hier in schier unzähliger Weise aufzählen. Ich möchte es an dieser Stelle bei den eben dargestellten Beispielen belassen.

Ein weiteres Kriterium gesellschaftlicher Entwicklungen, die den Menschen erschöpfen können, ist ein ständiger von der Außenwelt implizierter Optimierungsdruck der eigenen Lebenswelt. Durch Social Media und das ständige Online-sein werden wir in unserem Denken, Wahrnehmen und Handeln geprägt. Nicht immer in einem positiven Sinne. Wir lesen immer und überall, was wir in unserem Leben verbessern können, um mehr Effizienz und Effektivität in sämtlichen Lebensbereichen zu erreichen. Dieser Optimierungsdruck beginnt bereits im Kindergarten, spätestens aber in der Grundschule und zieht sich bis ins hohe Lebensalter durch.

Zusammengefasst lässt sich festhalten, dass es Menschen gibt, die sich durch gesellschaftliche Strukturen und den damit verbundenen Anpassungsleistungen, aber auch durch ein eventuell schwieriges Privatleben sowie durch das Auftreten von Doppel- oder Mehrfachbelastungen, eine unsichere wirtschaftliche Lage, einem steigenden Druck durch Wettbewerb sowie den Entwicklungen der Technologien und Selbstoptimierungsmechanismen als Resultat von

Social Media gestresst und vollkommen erschöpft, ja ausgebrannt fühlen.

Heute ist die Gesellschaft, in der wir leben, derartig von äußeren Ansprüchen geprägt, dass es dem ein oder anderen schwerer fällt, da die eigene Balance zu finden und zu halten. In sämtlichen Lebenslagen geht es hauptsächlich darum, seine eigene Leistungsfähigkeit zu beweisen, so dass der Mensch nur noch selten zur Ruhe findet. Dabei liegt genau darin das Geheimnis einer gesunden Work-Life-Balance: Auf eine Situation der Anspannung muss immer auch Entspannung folgen. Unser Körper, aber auch die Seele brauchen dringend Erholungsphasen und Momente der Ruhe.

Auf Grund des hier dargestellten gesamtgesellschaftlichen Kontextes, der uns Menschen in ein wahres Dilemma katapultiert, geraten viele Menschen in eine Abwärtsspirale, weil sie sich nicht eingestehen, dass eigene Ressourcen und Kräfte nachlassen. Ein dauerhaftes Agieren auf einem derartigen Hochleistungsniveau senkt jedoch langfristig unser Leistungsvermögen und ist das Ergebnis von ewiger Leistungsbereitschaft und einer mangelnden Berücksichtigung eigener Grenzen.

Burnout? Was ist das?

In den vergangenen Jahren stiegen die Zahlen derer, die von einem Burnout betroffen oder zumindest kurzfristig bedroht waren, in gravierendem Umfang an. Dies liegt vor allem an veränderten Bedingungen in der Arbeitswelt, aber auch an den rasanten Wandlungsprozessen, die unsere Gesellschaft auf allen Ebenen durchläuft.

Unter einem Burnout versteht man einen subjektiv wahrnehmbaren Erschöpfungszustand: Man fühlt sich ausgebrannt, k.o., müde, unmotiviert, leistungslos, gereizt. Manche Betroffenen schildern ihr subjektives Empfinden als typisches „Akku alle“-Gefühl. Andere dagegen berichten von Erlebnissen, die ihnen sprichwörtlich das Gefühl gaben, dass ihnen „der Stecker gezogen“, sprich, die komplette Energie entzogen wurde.

Eine einheitliche, auf wissenschaftlichen Erkenntnissen beruhende Definition, welche die Problematik des Burnouts allumfassend beschreibt, gibt es bislang nicht. In den unzähligen Büchern zum Thema Burnout gibt es einige, auch von anderen Autoren viel zitierte Definitionsversuche, aber noch ist keiner dabei, der eine allgemeine Gültigkeit besitzt. Zu komplex ist das Thema „Burnout“ an sich, zu wenig abgrenzbar von anderen seelischen Erkrankungen und zu schwierig, um es zu fassen.

Im Folgenden möchte ich kurz einige Versuche, ein Burnout zu definieren, vorstellen:

„Zu viele Tätigkeiten, für zu viele Mitmenschen, für zu lange Zeit, ohne auf die eigenen Bedürfnisse Rücksicht zu nehmen“, Thomas Bergner, 2004[1]

„…ein Prozess, in dem sich ein ursprünglich engagierter Mitarbeiter von seiner Arbeit zurückzieht, als Reaktion auf Beanspruchung und Belastung im Beruf“, Cary Cherniss, 1980[2]

„….ein Zustand physischer, emotionaler und mentaler Erschöpfung aufgrund langanhaltender Einbindung in emotional belastende Situationen“[3]*, Ayala Pines und Elliot Aronson, 1988*

„…ein Syndrom emotionaler Erschöpfung, Depersonalisation und persönlicher Leistungseinbußen“[4]*, Christina Maslach, 1976*

---

[1]Vgl. Deutsches Ärzteblatt 9/2004, Artikel „Burn-out bei Ärzten“, Thomas Bergner
[2]Vgl. Burisch, M. 2006, S. 19; zitiert nach Cary Cherniss, 1980
[3]Vgl. Burisch, M. 2006, S. 18, zitiert nach Ayala Pines und Elliot Aronson, 1988
[4]Vgl. Richte, P./ Hacker, W., 1998, S.144 zitiert nach Christina Maslach, 1976

„Burnout ist ein Energieverschleiß, eine Erschöpfung auf Grund von Überforderungen, die von innen oder von außen – durch Familie, Arbeit, Freunde, Liebhaber, Wertsystemen oder die Gesellschaft – kommen kann und einer Person Energie, Bewältigungsmechanismen und innere Kraft raubt. Burnout ist ein Gefühlszustand, der begleitet ist von übermäßigem Streß, und der schließlich persönliche Motivationen und Verhalten beeinträchtigt", Freudenberger & North, 1992[5]

„…ein Syndrom unangemessener Einstellungen gegenüber Klienten und sich selbst, oft in Verbindung mit unangenehmen physischen und emotionalen Symptomen", vgl. Kahn 1978[6]

Allen Definitionsversuchen gemeinsam ist die Annahme, dass das Krankheitsbild auf der individuellen Ebene zu betrachten ist und es sich zumeist um seelische Beschwerden handelt, die sich in Gefühlen, Einstellungen, Motiven oder auch Erwartungen äußern. Des Weiteren ist die Zeit des Burnouts immer mit Stress und negativen Erfahrungen für den Betreffenden besetzt[7].

Seit einigen Jahren ist das Burnout ein gängiger Begriff geworden, der verschiedene unspezifische Symptome beschreibt, die letztlich alle dazu beitragen, dass die geistige, körperliche, psychische und emotionale Leistungsfähigkeit der betroffenen Personen in eine massive Schieflage gerät.

Nichts geht mehr.

Obwohl die Thematik Burnout nicht neu ist, wurde der Zustand des Ausgebranntseins noch immer nicht in der internationalen Klassifikation psychischer Erkrankungen (ICD) erfasst. Lediglich in der deutschen Auslegung der ICD ist das Burnout als Inklusivum

---

[5]Zitat nach Freudenberger & North, 1992, S. 27
[6]Vgl. Burisch, M., 2006, S.17; zitiert nach Kahn, 1978
[7]Vgl. Kleiber/ Enzmann, 1990, S. 19

unter dem Code ICD-10-GM-2019 Z73 erwähnt. Innerhalb dieses Codes werden im Grunde aber alle Menschen erfasst, die das Gesundheitssystem aus sonstigen Gründen beanspruchen und die unter Problemen leiden, die mit Schwierigkeiten bei der Lebensbewältigung im Zusammenhang stehen. Eine eigenständige anerkannte Krankheit ist das Burnout, trotz aller medialer Aufmerksamkeit, bislang nicht. Es beschreibt vielmehr ein Phänomen, ein Syndrom, eine Reihe unspezifischer krankhafter Symptome und bedeutet eine Art Oberbegriff für bestimmte persönliche Krisen, die episodisch oder auch langandauernd, fast chronisch, auftreten können. Trotz alledem stuft auch die Weltgesundheitsorganisation, kurz WHO genannt, Stress als eine der größten Gefahren für unsere Gesundheit ein und gibt ihm dadurch eine bedeutungsvolle Rolle. Das Interesse, welches das Bild des Burnouts in den vergangenen Jahren sowohl in der Öffentlichkeit als auch im beruflichen Bereich erlangt hat, macht uns ebenfalls deutlich, wie hoch der Informationsbedarf bezüglich der Thematik geworden ist. Ist man vor einigen Jahren noch davon ausgegangen, dass unter einem Burnout die negativen Auswirkungen einer beruflichen Überlastung mit gefühlter Erschöpfung, innerer Leere, Abstumpfungsmechanismen oder Distanzierungen, gefolgt von einem Leistungsabfall, zu verstehen sind – die vor allem innerhalb der helfenden Berufsgruppen wie Erzieher, Lehrer, Sozialpädagogen, Alten- und Krankenpfleger auftreten – ist man sich heute weitgehend darüber einig, dass es sich um ein vielfältigeres und komplexeres Beschwerdebild handelt als in der Vergangenheit angenommen.

Burnout hat in keinem Fall etwas mit Willensschwäche oder einem persönlichen Versagen zu tun. Und, lass mich dies vorwegnehmen, es ist heilbar, solange du selbst aktiv wirst, deine Symptomlage akzeptierst und endlich etwas machst, was dir selbst guttut.

Du trägst keine Verantwortung oder Schuld daran, dass du erschöpft bist, aber du trägst die Verantwortung dafür, dass du heilen kannst, denn – und das ist die gute Nachricht, die ich dir mit meinem Buch vermitteln möchte – du bist diesem Zustand, diesem Prozess nicht hilflos ausgeliefert.

Insgesamt betrachtet ist Erschöpfung, sich ausgebrannt fühlen, sich müde und kaputt zu fühlen, eine sehr subjektive Wahrnehmung und beschreibt einen Zustand, in dem sich der Betroffene befindet und keine für sich tragbare Lösung sieht. Oftmals gerät der Betroffene in eine Diskrepanz aus Erwartung und Realität, d. h., der Betroffene setzt all seine Kraft und Ressourcen ein, um beispielsweise Lob und Anerkennung zu erzielen, und bekommt Kritik, Geringschätzung oder nicht einmal das.

Meist sucht sich die eigene Seele Wege, um die zunehmende Belastung zu kompensieren. Manchmal sendet sie auch Signale, die dem Körper zeigen, dass er sich dringend erholen muss. Wer seine Krankheitsanzeichen aber auch dann noch ignoriert, wenn sie bereits deutliche Signale der Warnung senden, brennt aus und erlebt möglicherweise jenen Zusammenbruch, den er durch all seinen Übereifer zu vermeiden versucht. Ein solcher Zusammenbruch, ein solcher Zustand der Ressourcenlosigkeit kommt nicht von einem Tag auf den anderen, sondern kündigt sich in der Regel über mehrere Monate, manchmal Jahre an. Mit Hilfe unterschiedlichster Symptome oder unspezifischer Beschwerdebilder versucht der eigene Körper seinen Menschen zu bremsen, ihn zum Innehalten zu bewegen.

Oftmals bleibt diesem Körper dann nur noch eins. Den Menschen durch den völligen Zusammenbruch zur Ruhe zu zwingen. Es ist nicht so, dass der vom Burnout betroffene Mensch ganz plötzlich nicht mehr kann, sondern es handelt sich vielmehr um einen

Prozess, der in unterschiedlichen Phasen abläuft. Außerdem ist davon auszugehen, dass der Betroffene bereits am Anfang dieses Prozesses bemerkt, dass seine Kräfte nachlassen. Da er das Sinken seiner Leistungsfähigkeit aber nicht wahrhaben möchte oder Ängste entwickelt, dass das eigene Lebensumfeld den zunehmenden Verlust der Ressourcen bemerkt, neigt er dazu, noch mehr zu leisten und seine Grenzen dauerhaft zu übergehen.

„Ich starb nicht, aber vom Leben blieb mir nichts.“

Dante

Ein Burnout hat immer auch schwerwiegende Folgen bzw. verhängnisvolle Konsequenzen für alle Lebensbereiche der betroffenen Person. So zeigen sich immer auch Auswirkungen im Umfeld, so dass man von einem systemischen „Krankheitsbild“ sprechen kann, deren Symptome für den beruflichen Alltag, die Partnerschaft, die Familie und den Freundeskreis ein zerstörerisches Potenzial bieten.

Ursachen eines Burnouts

Die Auseinandersetzung mit dem Thema Burnout hat in den vergangenen Jahren durchaus zugenommen und die Thematik ist sowohl medial als auch gesellschaftlich im privaten und beruflichen Bereich in aller Munde. Jeder hat bereits davon gehört und viele Menschen wissen zumindest ungefähr, was es bedeutet. Es gibt Menschen, die nehmen die Thematik ernst und wissen um die Gefahr, die davon ausgeht; andere Menschen rollen mit den Augen, belächeln Betroffene und halten die gesellschaftliche Beachtung für unangebracht, sobald sie davon hören.

Was bislang unklar bzw. nicht ausreichend wissenschaftlich erforscht und belegt ist, sind die Ursachen, die zur Entstehung eines

Burnouts führen. Es gibt eine Forschungsgruppe aus multiprofessionellen Wissenschaftlern (Dresdener Burnout-Studie), die sich sehr intensiv mit dem Thema auseinandersetzt und einen ganzheitlichen Ansatz verfolgt.

Die Suche nach den Ursachen beruht also erst einmal auf Annahmen, die sich auf wenig empirisch belegbare Erkenntnisse stützen. Momentane Forschungsergebnisse, so die Dresdner Burnout-Studie, belegen, dass es sich vor allem um eine komplexe wechselhafte Wirkung aus unterschiedlichen biologischen und psychologischen Merkmalen einer Person und den Eigenschaften des näheren Umfelds handelt, wenn es um die Auslöser eines Burnouts geht. Es sind demzufolge nicht einzelne Ursachen für die Entstehung eines Burnouts maßgebend, sondern das ungünstige Zusammenspiel interner und externer Faktoren, also jenen Merkmalen, die die Person mitbringt, und jenen Kriterien, die von außen auf die jeweilige Person einwirken.

Wenn man von einem Burnout hört oder liest, dann kommt es unweigerlich dazu, dass man auch dem Begriff Stress begegnet. Jeder kennt ihn. Schon morgens hetzt man aus dem Haus, hat gerade die Kinder zur Schule gefahren, keinen Parkplatz gefunden und kommt schon völlig genervt am Arbeitsplatz an. Dort ein Meeting, hier ein Meeting, alle wollen alles von einem und zwar am besten SOFORT. Nach einem Tag voller Aufgaben auf der Arbeit, nervigen Kollegen und unzufriedenen Kunden, rennt man schnell die Kinder holen, um sie von A nach B zu bringen, nebenbei geht man einkaufen, klärt telefonisch noch ein paar organisatorische Dinge für den kommenden Tag ab, checkt per Smartphone Aktien, Wetter, Verkehrslage und kocht abends für den Gatten ein leckeres Menü, natürlich alles bio und ökologisch korrekt, um dann mindestens zum dritten Mal am selben Tag die Küche und das Bad zu putzen. Spätabends liegt man völlig erschöpft in seinem Bett, um dann schlaflos festzustellen, dass man es trotz aller Mühen, trotz aller Anstrengungen nicht geschafft hat, irgendjemanden, weder im Beruf noch zu Hause, zufriedenzustellen. Am allerwenigsten sich selbst.

Das eben dargestellte Szenario beschreibt den typischen Tag einer dauergestressten Frau, ist aber ebenso anwendbar auf andere empfängliche Personenkreise. Auch Männer zeigen Symptome der Erschöpfung und Kinder. Bereits im Grundschulalter erleben sie Momente des Stresses, wenn sie neben all den alltäglichen Aufgaben aus Schule und Hausaufgaben noch das Instrument üben oder im Sportverein trainieren. Nicht immer tun sie dies, weil es ihnen eine unbändige Freude bereitet, sondern weil sie dabei sein wollen, weil sie mithalten wollen in diesem uns vorgelebten Daueraktivitätsmodus. Wir sind immer on.

Es gäbe eine ganze Reihe weiterer Szenarien, die sich hier beschreiben ließen, und es zeigt, dass es letztlich jeden treffen kann, der nicht gut für sich selbst sorgt. Rentner, Hausfrauen, Alleinerziehende, Manager usw. – niemand ist von der Möglichkeit, selbst betroffen zu sein, ausgeschlossen.

Stress im Beruf, Stress in der Familie, existenzielle Sorgen, Leistungsdruck, Mobbing, Kränkungen, die Erfüllung gesellschaftlicher Normen und Werte, wenig Sicherheiten durch soziale Bindungen sind durchaus als belastende Aspekte zu definieren, die in einem Spannungsfeld aus eigenen Bedürfnissen und Ansprüchen unseres Umfeldes liegen.

Trotzdem reichen diese Faktoren im Grunde nicht aus, um ein Burnout zu verursachen, also in einen Zustand der völligen Erschöpfung zu fallen. Nicht der Stress selbst ist der auslösende

Moment eines Erschöpfungszustandes, sondern der persönliche Umgang mit diesem. Weiterhin gibt es natürlich Stressfaktoren, die dafür sorgen, dass wir schnell handeln und damit unser Leben retten, wie es zum Beispiel bei einem bevorstehenden Vulkanausbruch oder einem Hurrikan der Fall sein kann. Dies ist bei einem Burnout auslösenden Stress aber nicht gemeint, denn der Stress, der sich auf die Entstehung eines Burnouts begünstigend auswirkt, entsteht ausschließlich im Kopf. Auf eine Situation der Anspannung folgt über einen langen Zeitraum keinerlei Entspannung, der Geist ruht nicht mehr.

Das, was wir allgemein als Stress empfinden, muss nicht immer negativ behaftet sein. Denken wir zum Beispiel an Prof. Dr. Dietrich Grönemeyers Artikel „Stress kann auch ein Segen sein“[8], in dem er von der positiven Wirkung von Stress auf das Immunsystem und das Befinden schreibt.

Gleichermaßen, so liest man es bei Grönemeyer heraus, gibt es also Menschen, die in ähnlichen Stresssituationen völlig losgelöst sind, sich frei und gebraucht fühlen, die vom Stress beflügelt werden und ihre Leistungsfähigkeit durchaus steigern, weil genügend Adrenalin und Dopamin ausgestoßen wird und weil sie die Dinge, die sie tun, anders wahrnehmen und bewerten als es derjenige tut, der letztlich vom Burnout betroffen ist. Während die einen Menschen bereits ohne deutlich erkennbaren und objektiv wahrnehmbaren Druck „ausbrennen“, gelingt es anderen Menschen, in schwierigsten beruflichen und privaten Situationen sehr gut zurechtzukommen.

Wie kann es also sein, dass Menschen so unterschiedlich auf ähnliche Dinge reagieren?

---

[8]Vgl. https://www.xing.com/news/klartext/stress-kann-auch-ein-segen-sein-1397

In den meisten Fällen liegt dies nicht daran, dass der eine schwächer oder leistungsärmer ist als der andere, sondern an den unterschiedlichen Einstellungen und Vorstellungen zu einem Sachverhalt. Hat die eine Frau im oben dargestellten Szenario das Gefühl, dass alles, was sie tut, nicht gut genug ist, dass sie versucht, es jedem recht zu machen und eher das Gegenteil erreicht, dass ihre Leistung keine Wertschätzung erfährt, dass sie sich trotz aller Mühen nicht mehr geliebt fühlt, dann liegt dieser subjektiven Wahrnehmung eine tiefe Diskrepanz zwischen der Erfüllung der Ansprüche anderer und der eigenen Bedürfnisbefriedigung zugrunde. Diese Person kann nicht mehr unterscheiden zwischen dem, was sie selbst möchte, und dem, von dem sie glaubt, dass es die anderen von ihr erwarten, ganz gleich, ob es sich dabei um den Arbeitgeber, den Mann, die Eltern, die Kinder oder gar die Freunde handelt. Eine Person dagegen, die das oben beschriebene Szenario anders bewertet, empfindet diesen Stress möglicherweise als positiv. Sie fühlt sich geliebt, gebraucht, wertgeschätzt und zwar nicht, weil sie es besser kann oder weil sie leistungsfähiger ist, sondern weil sie ihre Lebenssituation anders bewertet, weil es ihr Bedürfnis ist, das zu tun, was sie tut und weil sie für das brennt, was sie tut.

Menschen, die unter einem Burnout leiden, zeigen oft viel zu überzogene moralische Vorstellungen, sie orientieren sich sehr oft im Außen, übernehmen Werte und Ansprüche, die ihnen von außen auferlegt werden. Sie wollen in allem perfekt sein und vergessen über einen längeren Zeitraum einfach sich selbst. Möglicherweise solange, bis sie vergessen haben, wer sie sind, was ihre Bedürfnisse sind, was sie sich wünschen, wo ihre Vorlieben und Interessen sind. Meist haben sie es nicht gelernt, ihre eigene Integrität zu schützen und stellen Äußerlichkeiten, also Erwartungen, Ansprüche und Rückmeldungen über eigene Vorstellungen, Wünsche, Ziele und Bedürfnisse. Mitunter haben sie es einfach nur verlernt. Sie interpretieren Stress anders als jene, die sich durch diesen erst lebendig fühlen, und vergessen sich selbst in der Annahme, dass sie dafür Wertschätzung erfahren.

Jeder Mensch ist unterschiedlich und lebt jeden Moment seines Lebens in einem System aus genetischen Faktoren, Sozialisationserfahrungen, Erfahrungen mit Erfolg und Misserfolg, die jeden Schritt in seinem Leben beeinflussen, sowohl positiv als auch negativ. Es gibt Menschen, die haben tiefste Traumatisierungen in ihrem Leben erlebt und sind nicht daran zerbrochen, und es gibt Menschen, die an objektiv empfundenen „Kleinigkeiten" verzweifeln. Es gibt berufliche Bedingungen oder familiäre Konstellationen, die auch von eher labileren Menschen als stützend, als Halt gebend wahrgenommen werden und die innerhalb diesen Systems sehr gut zurechtkommen, und dann gibt es aber auch die Menschen, die durch Konflikte, Kränkungen, Stress und Unsicherheiten so beeinflusst sind, dass selbst stabile, scheinbar selbstsichere Menschen Gefahr laufen, in einen Burnout zu schlittern. Der Gedanke, dass ein Burnout nur Menschen trifft, die zu viel für andere tun, sich in helfenden Berufen engagieren und dort zu viel geben, ist wissenschaftlich nicht bestätigt. Es liegt vielmehr die Annahme nahe, dass der Unterschied darin liegt, wie individuell die einzelnen Menschen in Bezug auf ihre Konditionierungen, ihre Verhaltensweisen, Muster und Strategien, die sich im Laufe ihres Lebens entwickeln, mit Belastungen und Stress umgehen.

Ganz oft erleiden jene Menschen ein Burnout, die nicht das tun, wofür sie mit Leidenschaft und Herzblut stehen, die sich aus unzähligen möglichen Gründen für einen Lebensweg entschieden haben, der ihnen gar nicht entspricht, die ständig etwas machen, was gegen ihre Natur ist. Das kann der Zahnarzt sein, der diesen Beruf nur deshalb gewählt hat, weil er die Praxis seines Vaters übernehmen sollte, obwohl er lieber Schriftsteller geworden wäre. Es könnte die Hausfrau sein, die ihrem Mann den Rücken freihält und auf eigene berufliche Verwirklichung verzichtet. Es kann sich um die alleinerziehende Mutter handeln, die ihren Alltag kaum bewältigt bekommt, den ganzen Tag rotiert und sich dabei selbst vergisst. Es kann aber auch das Kind sein, welches Fußball spielt, weil der Vater ein großer Fußballfan ist und ihm dadurch ein Gefühl von Nähe und Zuneigung suggeriert wird, obwohl er heimlich vom Ballett träumt. Es kann das kleine Mädchen treffen, was top gestylt sämtliche Modemagazine der Welt studiert, obwohl es viel lieber durch den Matsch rennen würde. Es kann den Rentner treffen, der nichts mit sich und seiner freien Zeit anfangen kann und deshalb jede Gelegenheit nutzt, etwas für andere zu tun, um von sich selbst und seinen Wünschen abzulenken. Auf die Frage, warum man so gegen sich selbst und seine Wünsche lebt, kommt dann oft die Antwort: Jetzt ist es eh zu spät. Oder: Ich habe keine Zeit für mich. In Wirklichkeit ist es nie zu spät. Es ist nicht so, dass du keine Zeit hast, sondern so, dass du dir keine Zeit für dich nimmst.

Die Ursache eines Burnouts ist demnach immer in inneren und äußeren Faktoren zu suchen, d. h., nicht nur das eine oder das andere bewirkt ein Gefühl des Ausgebranntseins, sondern ein ungünstiges Zusammenspiel aus Persönlichkeitsmerkmalen und Umweltfaktoren. So gesehen sind die Ursachen der Erschöpfung so individuell wie der Mensch selbst, die Bedürfnisse und Ziele jedes Einzelnen sind einmalig, ebenso der Spielraum, in dem er sich bewegt. Das, was fast alle Menschen, die unter einem Burnout leiden, gemeinsam haben, ist die Tatsache, dass sie sich mehr über das Außen definieren als über die eigene Mitte, dass sie ihr Selbstbewusstsein, ihre Selbstachtung, Wertschätzung und Liebe aus äußeren Faktoren nähren. Menschen mit Burnout glauben oft, dass sie nur durch Perfektionismus, Zielstrebigkeit, Ehrgeiz, Idealismus und Engagement das bekommen, was sie brauchen. Sie haben ständig das Gefühl, sich Anerkennung, Respekt, Wertschätzung und Liebe verdienen zu müssen, in dem sie weit über ihre Kräfte hinaus wirtschaften, faule Kompromisse eingehen und Dinge tun, die sie gar nicht wollen.

Menschen, die Schwierigkeiten haben, ihren eigenen Gefühlen, Bedürfnissen, Wünschen und Interessen Ausdruck zu verleihen und darüber hinaus noch einen ausgeprägten Wunsch nach Anerkennung durch die Umwelt in sich tragen, sind stark gefährdet, früher oder später erschöpft zu sein. Des Weiteren gibt es eine Reihe von „Risikofaktoren“, die die Anfälligkeit für ein Burnout steigern können. Nennenswert ist hier zum Beispiel die subjektive Sinnhaftigkeit des eigenen Handelns, d. h., wenn jemand dauerhafte Zweifel an der Sinnhaftigkeit seines Lebensweges hat, dann ist die Möglichkeit groß, dass er daran ermüdet. Lebensziele, berufliche oder auch private Ziele, die unverhältnismäßig überzogen erscheinen, oder Ziele, die eher den Erwartungen anderer entsprechen als den eigenen Ansprüchen, aber auch Schwierigkeiten, die eigenen Fähigkeiten, Kräfte und Grenzen realistisch einzuschätzen, sowie die mangelnde Fähigkeit, auf sich selbst zu hören, seiner inneren Stimme Raum zu geben und auch mal „Nein“ zu sagen, können als Auslöser bzw. Ursachen für die Entstehung eines Burnouts fungieren. Neben all diesen persönlichen Faktoren, die dazu beitragen, dass ein Burnout ausgelöst werden kann, gibt es natürlich auch Umweltfaktoren, die ein Burnout begünstigen, insbesondere dann, wenn der Betroffene durch eben beschriebene innere Faktoren bereits ungünstig geprägt ist. Äußere Faktoren sind vor allem Belastungen, Überlastung durch ein hohes Pensum an Arbeitsaufgaben, sowohl im Beruf als auch im privaten Umfeld, Kontrollverlust, Mangel an Autonomie, wenig bis keine

Entscheidungsbefugnis trotz hoher Verantwortung (typisch für sogenannte Sandwichpositionen), ungerechte Belohnung, Sachzwänge wie bürokratische Hindernisse, fehlende soziale Einbindung und Unterstützung, ungelöste Konflikte im Familienverbund, im Freundeskreis oder im beruflichen Umfeld.

Neben negativ empfundenen Stressauslösern und der individuellen Interpretation der erlebten Situation sind mögliche Burnoutauslöser in der Unzufriedenheit mit den eigenen Lebenswelten, bestehend aus privatem und beruflichem Umfeld, zu suchen. Eine weitere nennenswerte Ursache, die für ein Burnout maßgeblich sein kann, ist in der Art zu suchen, in der die Menschen, die letztlich dazu neigen, auszubrennen, Beziehungen führen und gestalten. Gemeint ist in diesem Zusammenhang ihre Beziehungsfähigkeit auf sämtlichen Ebenen, denn oftmals stehen diese Menschen nicht in authentischen und wahrhaftigen Beziehungen zu ihrem jeweiligen Umfeld. Natürlich können sie in einer Partnerschaft oder einer Familie eingebunden sein oder in einem Arbeitsverhältnis stehen. Damit befinden sie sich zwar durchaus in einer Art sozialem Gefüge, aber sie haben oft keine ausgewogene Beziehung zu ihren Gegenübern. Dies liegt unter Umständen darin, dass sie es nicht gelernt haben, in einer tiefen Beziehung zu sich selbst zu stehen. Sie nehmen sich selbst nicht richtig wahr und sind sich ihrer eigenen Bedürfnisse und Interessen oft gar nicht bewusst. Dies führt letztlich zu der oben dargestellten Orientierung an der Außenwelt, so dass sie ein Stück weit von ihrem Innenleben abgespalten leben. Lebt man dagegen in einer engen Beziehung zu sich selbst, treten sich selbst schützende Faktoren ein, sobald überfordernde Situationen eintreten. Die Beziehung zu sich selbst, das Wahren der eigenen Integrität sowie die Pflege der eigenen individuellen Bedürfnislage ist einer der Schlüssel, warum man erschöpft ist oder eben nicht. Es handelt sich dabei sehr häufig um Menschen, die anderen in ähnlicher Situation sehr effektive Strategien vermitteln können, um diesen Entlastung zu verschaffen, die aber, sobald es um sie selbst geht, die eigene Belastung negieren und ganz offensichtlich „blind“ sind für die eigene Lebenssituation und die Dinge, die irgendwie aus den Fugen geraten sind. Um das zu verdeutlichen, möchte ich ein kurzes Beispiel aufgreifen. Ganz oft ist zu beobachten, dass Eltern ihren Kindern außerschulisch ein riesiges Repertoire an Aktivitäten bieten, dass zum einen die Kinder stresst, weil ihnen kein Raum für das eigene Sein zur Verfügung steht, und zum anderen stresst dieser permanente Termindruck, diese ständig gelebte Fremdbestimmung das Familienleben. Nicht nur das Zeitproblem schafft Stress, sondern auch die damit einhergehende Beziehungslosigkeit. Ein Kind im Fußballverein, im Schwimmverein, im Kletterverein oder im Chor lernt zwar Teamspirit und verbringt seine freie Zeit scheinbar sinnvoll. Es ist mit anderen Kindern zusammen, aber um soziale Kompetenzen auszubilden oder in Beziehung zu anderen Kindern zu gehen, braucht es sehr viel mehr. Nämlich die soziale Auseinandersetzung mit anderen Kindern, die durch einfaches kindliches Spiel am besten gewährleistet ist. Auch die familiäre Lebenswelt ist durch diesen enormen Aktivitätsmodus negativ belastet. Zwar kann man als Eltern sein Gewissen beruhigen, denn das Kind hat ja alles, was es objektiv braucht. Dies ist jedoch ein Trugschluss, denn das, was es wirklich braucht, um sich gesund zu entwickeln, hat es meistens eben nicht: eine wahrhaftig gelebte Beziehungskultur innerhalb seiner Familie. Das Leben des Kindes ist durchweg fremdbestimmt. Wird sich an dieser Situation nicht zeitnah etwas ändern, wird die nächste Generation Erwachsener ein großes Problem haben, welches sich auf allen Ebenen der Gesellschaft widerspiegelt.

Ebenso gilt gesellschaftlicher Druck in einer effizienzorientierten Leistungs-gesellschaft, in der sich alles um rasante Entwicklungen,

Schnelligkeit, Informationsflut, hoch-technologisierte Abläufe und ein ständiges Selbstoptimieren dreht, als mögliche Ursache für die Entstehung eines Burnouts – je nach Wechselwirkung einzelner Aspekte und individueller Interpretation der Belastung.

Phasen eines Burnouts

Ist im Alltag die Rede von einem Burnout, so ist zumeist die totale Erschöpfung, der Super-Gau, das Akku-alle-Gefühl gemeint. Wir lesen, hören und sprechen von einem Burnout meist erst dann, wenn das Kind bereits in den Brunnen gefallen ist und das völlige Verschwinden jeglicher Ressourcen eingetreten ist.

Leider! Denn so kommt es oft dazu, dass erst viel zu spät gehandelt wird, die Symptome bereits sehr stark ausgeprägt sind und die Lebensqualität stark eingeschränkt ist. Ein Burnout durchläuft jedoch immer, so Freudenberger, unterschiedliche Phasen.

Je eher man sich seinen Erschöpfungszustand eingesteht, umso eher kann man letztlich intervenieren.

Ein Burnout ist also meist ein schleichender Prozess. Wie lange ein Burnout andauern kann, ist kaum benennbar. Zum einen, weil der Prozess eben Schritt für Schritt vonstattengeht und in der Regel langwierig ist, zum anderen, weil die Betroffenen selbst nicht immer merken, wie, wann und dass sie in einen Prozess der Erschöpfung gelangt sind. Sie nehmen ihr ausgelaugtes, kraftloses und erschöpftes Beschwerdebild oftmals gar nicht wahr oder erst dann, wenn sie sich in einem fortgeschrittenen Stadium befinden. Hinzu kommt, dass es sich für Betroffene äußerst schwierig gestaltet, sich selbst die eingetretenen Symptome einzugestehen. Wird uns doch von allen Seiten Leistungsfähigkeit und Leistungsbereitschaft, stete Anpassungsleistung an sich verändernde Prozesse und Bedingungen suggeriert, vorgegaukelt und abverlangt, wenn man im gesellschaftlichen System eine Rolle spielen möchte. Nicht selten ist man beruflich, sozial und gesellschaftlich ausgegrenzt, wenn man diesen Ansprüchen nicht genügt.

Laut Freudenberger, der im übrigen eine wichtige Rolle im Bereich der gesellschaftlichen und wissenschaftlichen Wahrnehmung des Burnouts spielt, läuft wie erwähnt, das Beschwerdebild des Burnouts in unterschiedlichen Phasen ab.

Während man in der ersten Phase des Burnouts häufig von einer chronischen Müdigkeit, dem Verdrängen negativer Gefühle und einem höheren Energieeinsatz spricht, versucht der Betroffene meist durch einen Übereifer seine zunehmenden Gefühle der Überanstrengung und Ermüdung zu negieren. Da dies auf Dauer nicht gelingen kann, kommt man schließlich in der nächsten Phase an, ein Stadium, in dem der Erschöpfte vermehrte Empfindungslosigkeit/Abstumpfung gegenüber seinem Leben wahrnimmt.

So stehen in dieser Phase folgende Symptome im Vordergrund:

- Gleichgültigkeit
- Zynismus
- Ungeduld
- gesteigerte Reizbarkeit
- Dienst nach Vorschrift
- Schuldzuweisung an äußere Umstände (Strukturen, Sachzwänge, Personen)
- Überlastungssymptome wie kognitive Desorientierung und Abnahme der

- geistigen Flexibilität
- Psychosomatische Beschwerden
- Gefühle, betrogen oder ausgebeutet zu sein
- Frustration über Mangel an Wertschätzung, Anerkennung, Lob
- Somatische Beschwerden wie Rückenschmerzen, Kopfschmerzen, Migräne usw.

Entspannung ist für viele Betroffene nur noch schwer möglich, oft nur mit Hilfe von Suchtmitteln.

Die folgende Phase zeichnet sich schließlich durch ein zunehmendes Gefühl der Verzweiflung aus. Gefühle der Sinnlosigkeit, das eigene Leben betreffend, wachsen kontinuierlich an; das führt zu Selbstanklage und Selbstvorwürfen, man fühlt sich bereits bei kleinsten Anstrengungen und Herausforderungen erschöpft, der Betroffene zieht sich zurück und sein Leben mechanisiert sich.

Insgesamt lässt sich jedoch feststellen, dass der Prozess des Burnouts so individuell ist wie die Lebenswirklichkeiten der betroffenen Personen. Die hier beschriebenen Phasen stellen eine Möglichkeit dar, sich den Prozess etwas vorstellen zu können; dieser ist jedoch nicht statisch, sondern variabel und nicht auf jeden Menschen gleichermaßen übertragbar. Kommen beispielsweise Symptome der Depression hinzu, dann ist das Krankheitsbild strenggenommen schon den Depressionen zuzuordnen. Dann ist diagnostisch und medizinisch nicht mehr die Rede von einem Burnout. Die Abgrenzung zu anderen Krankheitsbildern ist aber wichtig, da die unterschiedlichen Erkrankungen ihren Heilungsprozess anders beginnen und individuell gestalten können.

In der Literatur zum Thema Burnout sind häufig noch detaillierte Beschreibungen der einzelnen Phasen zu finden. So stellt Dr. med. Vinzenz Mansmann[9] 12 unterschiedliche Phasen vor, Cary Cherniss[10] beschränkt sein Modell auf 3 Phasen (Berufsstress, Stillstand, defensive Bewältigungsversuche), Lauderdale's Modell[11] beschreibt ebenfalls 3 Phasen, die er jedoch anders benennt: Verwirrung, Frustration und Verzweiflung. Christina Maslach[12] teilt ihr Burnoutmodell in vier Phasen ein, nämlich in die Phase der emotionalen Erschöpfung, der physischen Erschöpfung, in die Phase der Dehumanisierung, in der Formen des Zynismus und der Depersonalisation überhandnehmen, sowie in die Phase des terminalen Stadiums, in dem dann nichts mehr geht und der Betroffene hauptsächlich Widerwillen spürt. Ein Widerwille gegen alles, gegen sich selbst, gegen die Arbeit, die Familie, gegen Klienten, gegen das Leben.

Auch kann es möglich sein, dass dir in anderen Büchern mehr Phasen dargestellt werden. Lass dich davon nicht verunsichern, in der inhaltlichen Festlegung sind sich alle ähnlich und beschreiben dir einen Prozess, den man in 3, aber sicher auch in 20 unterschiedlichen Phasen aufzeigen kann. Ich habe mich hier dazu entschlossen, das Stufenmodell von Freudenberger vorzustellen, der zum einen einer der ersten Wissenschaftler war, der sich mit der Thematik Burnout intensiv auseinandersetzte und zum anderen alle Phasen sehr umfassend darlegte. Des Weiteren gehe ich davon aus, dass es für den Betroffenen keinen Unterschied macht, wie viele

---

[9]Vgl. www.hilfe-bei-burnout.de/burnout-phasen/
[10]Vgl. www.hilfe-bei-burnout.de/burnout-phasen/
[11]Vgl. www.hilfe-bei-burnout.de/burnout-phasen/
[12]Vgl. www.hilfe-bei-burnout.de/burnout-phasen/

Phasen es nun wirklich gibt, denn er fühlt nur eins: Es geht ihm schlecht, ganz gleich, in welcher Phase er sich nun befindet. Die Möglichkeit, etwas dagegen zu tun, hängt nicht davon ab, wo man gerade steht, sondern ist immer auch davon abhängig, wie groß der subjektiv empfundene Leidensdruck gerade ist und wie motiviert man ist, sich dieser Herausforderung zu stellen.

Im folgenden Kapitel möchte ich deshalb die Gelegenheit nutzen, um auf die vielfältigen Symptome des Burnouts einzugehen, das ja wie bereits erwähnt keine anerkannte Krankheit darstellt, sondern eher ein Sammelsurium an unterschiedlichsten Symptomen. Gerade dies macht letztlich auch eine Diagnose schwierig. Ein einheitliches Verfahren fehlt bislang.

Symptome eines Burnouts

Ausgehend davon, dass die von einem Burnout betroffenen Personen unter einer körperlichen, geistigen, psychischen und emotionalen Erschöpfung leiden, sind laut dem Schweizer Expertennetzwerks für Burnouts (SEP)[13] folgende Symptome beschrieben:

Die körperliche Symptomatik reicht von Müdigkeit, mangelnder Fähigkeit zur Erholung, Schlafstörungen, vegetativen Symptomen wie Verdauungsproblemen, unspezifischen Symptomen wie Rückenschmerzen, Verspannungen, Bauchschmerzen, Kopfschmerzen etc. bis hin zu einer erhöhten Infektanfälligkeit.

Psychische Erschöpfungssymptome sind vor allem Reizbarkeit, Aggressivität, Zynismus, Depersonalisierung, Ängste, Panikattacken, Niedergeschlagenheit oder Motivationsverlust, der sich in

[13] Vgl. www.burnoutexperts.ch

zunehmender Initiativlosigkeit, einer reduzierten Produktivität oder der klassischen Dienst-nach-Vorschrift-Mentalität äußert.

Unter emotionaler Erschöpfung findet man Kriterien wie ein Gefühl der Leere, so als ob man nicht mehr lieben könne, oder auch Formen der emotionalen Labilität. Bei den Symptomen emotionaler Erschöpfung findet man häufig eine reduzierte Selbstachtung, eine Form der Gedankenverlorenheit, Selbstmitleid, Stimmungsschwankungen, Bitterkeit, Abstumpfungen, Ruhelosigkeiten oder auch unbestimmte Ängste.

Kognitive Symptome, also Symptome, die die geistige Ebene betreffen, sind unter anderem Aufmerksamkeitsstörungen, Konzentrationsstörungen, Gedächtnis-störungen, Schwierigkeiten, Entscheidungen zu treffen, Anpassungsstörungen und eine verringerte geistige Flexibilität. Es kann zu ganz rigiden Formen des Schwarzweißdenkens sowie einem Widerstand gegen Veränderungen jeglicher Art kommen.

Neben diesen verschiedenen Ebenen gibt es eine Reihe von Verhaltensänderungen, die Menschen mit einem Burnout aufweisen können. So findet man häufig eine erhöhte oder auch eine eingeschränkte Aktivität, sozialen Rückzug bis hin zur vollständigen sozialen, beruflichen und gesellschaftlichen Isolation, Tendenzen zu Suchtverhalten (Alkohol, Drogen, Essen etc.), eine Minderung der Leistungsfähigkeit, nicht nur subjektiv wahrgenommen, sondern auch objektiv erlebbar, eine vermehrte Arbeitsabwesenheit durch krankheitsbedingte Fehltage, eine Tendenz zu Unfällen sowie eine reduzierte Belastbarkeit.

Neben all den zuordenbaren Symptomen gibt es eine Reihe von Merkmalen oder Erscheinungen, die häufig bei einem Burnout auftreten. Betroffene Menschen leiden darunter, gefühlt zu wenig

Anerkennung zu erfahren; sie fühlen sich oft ausgebeutet bzw. ausgenutzt und spüren den Verlust eines einst gekannten Idealismus bzw. sie sind häufig von ihrem Leben und der damit verbundenen (Um-)Welt desillusioniert. Die Einstellung zur Arbeit ist eher negativ besetzt und oft zeigen sich Fluchtphantasien aus dem aktuellen Sein. Im Gespräch mit Burnoutpatienten erlebt man vermehrt Gedanken wie *Einfach Koffer packen und gehen*, *ich wäre so gern krank, damit ich nicht auf die Arbeit muss* oder *Ich lasse einfach alles hinter mir, meine Familie, meine Arbeit. Die werden schon sehen, was sie davon haben.*

Alle hier aufgeführten Symptome sind nicht zwangsläufig Symptome eines Burnouts oder ausschließlich Symptome, die ein Burnout kennzeichnen. Nein, sie sind nur dann einem Burnout zuzuordnen, wenn sie über einen längeren Zeitraum bestehen und die Lebensqualität des Betroffenen massiv einschränken bzw. einen Leidensdruck für den Betroffenen darstellen. Dieselben Symptome sind, wenn sie nur kurzzeitig auftreten, „als normale menschliche Reaktion auf belastende Lebenssituationen“[14] zu betrachten.

Häufigkeit von Burnout – kann ein Burnout jeden treffen?

Prinzipiell, da sind sich Experten mittlerweile einig, ist davon auszugehen, dass jeder Mensch von einem Burnout betroffen sein kann. Sicher gibt es Menschen, die auf Grund bestimmter Eigenschaften ihrer Persönlichkeit oder bestimmten Sozialisationserfahrungen eher dazu neigen, sich selbst (zu) wenig Beachtung zu schenken und deshalb beim Auftreten unterschiedlicher Problemlagen in eine emotionale Schieflage geraten, die letztlich einen Beitrag zum Auslösen eines Burnoutsyndroms leisten kann, aber wissenschaftlich bewiesen ist eine typische Burnoutpersönlichkeit nicht.

[14] Zitat: Simone Albrecht, Burnout – ein Leitfaden des ifa (Institut für Arbeitsmedizin), S. 18, 2016

Noch vor einigen Jahren ging die Forschung noch davon aus, dass das Burnout ein typisches Phänomen sozialer Berufe wie Erzieher, Lehrer, Ärzte oder auch ein Beschwerdebild klassischer Pflegeberufe ist. Dieser Theorie lag vermutlich die Annahme zugrunde, dass Menschen, die in Helferberufen tätig sind, sich verstärkt dazu hinreißen lassen, die Hilfe anderen gegenüber über das eigene seelische Wohl zu stellen. Außerdem ist zu beobachten, dass Menschen in sozialen Berufen ihren eigenen Wert häufig über die Bestätigung, die sie von der Außenwelt erhalten, definieren. Dies hält bis in die Gegenwart an, hört man doch gerade von Menschen, die in sozialen Berufen ihren Dienst beginnen, wie sehr sie die Dankbarkeit ihrer Klienten schätzen. Trotzdem reicht dies nicht aus, um ein Burnout auszulösen, und damit verhält es sich ähnlich wie beim Thema Stress, denn auch der ist, wie beim Kapitel Ursachen eines Burnouts über die Ursache eines Burnouts, nicht der alleinige Auslöser der hier vorgestellten Symptomatik. Das, was schließlich zum Burnout führt, ist eine Mischung aus unterschiedlichen Faktoren, wie sie bereits weiter oben beschrieben wurden. Das Gefühl der Erschöpfung ist ein sehr subjektives Gefühl. Nicht jeder Stress, dem man sich ausgesetzt fühlt, ist als krankmachend zu bezeichnen und nicht jeder Mensch, der Stress erlebt, fühlt sich durch diesen überfordert oder belastet. Kommt also zu dem subjektiv wahrgenommenen Gefühl der Überlastung noch ein geringes Selbstwertgefühl hinzu oder ein Mensch, der seine Wertschätzung durch die Außenwelt nährt, dann kommt es zu einem Ungleichgewicht zwischen eigenem Leistungsverhalten und der subjektiven Erwartungshaltung. Werden die Erwartungen, die sich der Betroffene durch sein gesteigertes Engagement erhofft, nicht erfüllt, kann das schlussendlich dazu führen, dass der Mensch sich überlastet und erschöpft fühlt. Er brennt aus.

Auf Grund dieser Erkenntnisse kann man nunmehr davon ausgehen, dass jeder Mensch an einem Burnout erkranken kann, insofern verschiedene Faktoren auf ungünstige Weise miteinander kooperieren.

Wenn man im Internet recherchiert, die Zeitung aufschlägt, das Radio anmacht oder sich im Bekanntenkreis umhört, dann wird man geradezu überschüttet mit Informationen zum Thema Burnout und es liegt die Annahme nahe, dass ein Burnout immer häufiger auftritt. Ob dies tatsächlich so ist oder nur der öffentlichen Wahrnehmung des Beschwerdebildes geschuldet ist, kann derzeit nicht festgestellt werden, denn präzise Angaben zur statistischen Häufigkeit sind bedingt durch den Mangel an einheitlichen Diagnosekriterien momentan nicht zu treffen.[15]

Zusammengefasst kann davon ausgegangen werden, dass es Menschen sind, die sich sehr viel über Wertschätzung, Achtung und Liebe von außen definieren, welche schlussendlich die krankhaften Züge von Stress zu spüren bekommen und schließlich Symptome des Burnouts entwickeln können.

Die Folgen eines Burnouts

Nachdem ich nun eine ganze Reihe möglicher Ursachen und Symptome vorgestellt habe, widme ich mich im nächsten Kapitel den Folgen eines Burnouts, die sich auf mehreren Ebenen widerspiegeln und die Brisanz der Thematik verdeutlichen. Natürlich ist das Burnout, die zunehmende Erschöpfung der Leistungsträger einer Gesellschaft, zunächst ein Phänomen, welches die Betroffenen in ihrer ganz eigenen, persönlichen Lebenswelt trifft und beschränkt. Die Einschränkungen im eigenen Befinden der

---

[15]Vgl.burnout-studie.psych.tu-dresden.de/node/3

Lebensqualität machen jedoch nicht allein beim betroffenen Personenkreis halt, sondern beziehen auch die Lebensbereiche der Angehörigen und Freunde mit ein. Neben den persönlichen Folgen, die eine Erschöpfung mit sich bringt, lassen sich eine ganze Reihe von Folgen für die Wirtschaft und die Gesellschaft finden.

Die Konsequenzen eines Burnouts sind vielfältig und kommen auf allen Ebenen zum Tragen.

Auf Grund der tief empfundenen Erschöpfung sind die Folgen eines Burnouts auf der körperlichen, seelischen, emotionalen und kognitiven Ebene für den Betroffenen verheerend und mit einigen Symptomen (siehe Kapitel Symptome eines Burnouts) verbunden, die je nach Phase und Beschaffenheit des Betroffenen tiefgreifende Einschnitte in der eigenen Lebenswelt bedeuten. Die wohl gravierendsten Konsequenzen auf den erschöpften Menschen sind körperliche und psychosomatische Beschwerden aller Art, der Verlust von Selbstvertrauen und Selbstwert, ein damit verbundener Leistungsabfall in allen Bereichen, die soziale Isolation, das Empfinden von Sinnlosigkeit und Leere. Mitunter kommt ein ungesunder Lebensstil bis hin zu Suchtmittelmissbrauch hinzu. Der vom Burnout betroffene Mensch fühlt sich oft hilflos gefangen in seiner Situation, die er lange Zeit versucht, zu verstecken. Oder er bemüht sich, seine Müdigkeit mit einem Mehr an Leistungseifer und Leistungsbereitschaft zu übertünchen, bevor er sich selbst eingestehen kann, dass er keine Kraft- und Energieressourcen mehr zur Verfügung hat.

Auch für das unmittelbare private Umfeld bedeutet das Burnoutsyndrom eine tiefe Gravur in seinem Leben. Oft bemerkt es eine lange Zeit nicht, wie der Betroffene leidet, wie er sich verbiegt und aufopfert, um Anerkennung und Wertschätzung zu erreichen, wie er seine eigenen Wünsche und Bedürfnisse unter den Teppich kehrt. Häufig kommt es sogar vor, dass Familienangehörige und Freunde von dem Betroffenen nichts von dem verlangen, was er für sie tut. Sie nehmen es bloß an, weil sie glauben, dass es gerne für sie getan wird. Dieser Irrglaube führt mitunter dazu, dass auch Angehörige im Angesicht des Phänomens Burnout Schuldgefühle entwickeln, weil sie glauben, dass sie einen Beitrag zur Erschöpfung des Betroffenen geleistet haben. Dies ist jedoch nicht richtig und wissenschaftlich nicht belegbar, denn jeder Mensch trägt für sich selbst Verantwortung und auch Kinder können durch das Übertragen von Verantwortung zu Selbstständigkeit gelangen und den Betroffenen entlasten. Da es aber für den Betroffenen so immens wichtig ist, Anerkennung und Wertschätzung von außen zu erhalten, versuchen sie sich durch die Übernahme von Verantwortung unersetzlich zu machen und bemerken nicht, wie sie dabei ihre eigene Integrität mit Füßen treten. Es sind nicht die anderen, die uns treten. Nein, der Betroffene selbst ist es, der sich selbst zu wenig Beachtung schenkt, sich selbst wenig liebt und über sein eigenes Sein nicht schützend die Hände hält. Was würdest du deinem eigenen Kind raten, wenn es an dem Punkt ist, an dem du dich im Augenblick befindest? Du würdest es beschützen. Warum beschützt du dich nicht?

Ich komme noch einmal auf das Beispiel der dauergestressten Frau zurück, die alles für ihre Familie und in ihrem Beruf tut, die dafür geradesteht, dass der Alltag reibungslos funktioniert und alle Angehörigen und Kollegen so wenig wie möglich selbst machen müssen. Keine Person aus ihrem Umfeld hat sie jedoch darum gebeten, alles für sie zu tun und sich selbst hintanzustellen. Nein, sie selbst hat es kommentarlos übernommen, weil sie gemocht und anerkannt werden wollte oder weil ihr durch Medien und Gesellschaft die Rolle der perfekten erwerbstätigen Mutter, perfekt gestylt, mit sämtlichen Qualitäten einer Frau, einer Mutter, einer

Geliebten, einer Angestellten vorgegaukelt wird. Wie oft schmeißt du abends die mit Liebe geschmierten Frühstückstullen deiner Kinder weg, weil sie nicht gegessen wurden? Warum lässt du deine Kinder nicht selbst ihre Brote schmieren? Zum einen lernen sie dadurch den Wert der damit verbundenen Arbeit zu schätzen, zum anderen haben sie die Wahl, was sie essen möchten. Warum bringst du deine Kinder nach der Arbeit zur Musikschule oder zum Sportverein? Könnten sie nicht auch allein gehen oder mit Freunden? Warum kochst du immer alleine für deine Familie? Vermutlich, weil es schneller geht und du in deiner Erschöpfungssymptomatik sowieso schon jegliches Gefühl für soziale Aktivitäten und Gemeinschaft aus den Augen verloren hast. Warum lässt du nicht den Mann, die Kinder den Tisch decken oder warum schnippelt ihr nicht gemeinsam das Gemüse für das Abendessen? Warum stellst du keinen Pflegedienst für pflegebedürftige Familienangehörige ein? Oftmals haben pflegebedürftige Familienmitglieder einen Pflegegrad und bekommen das Geld dafür nicht, um für ihre Pflegebedürftigkeit entschädigt zu werden, sondern um sich professionelle Hilfe leisten zu können. Ist das Verhältnis, wenn man es im Vergleich zur Lebensqualität betrachtet, angemessen? Ist es wirklich der Wunsch deines Angehörigen, dass du dich vollkommen selbst vergisst oder wäre es nicht eher deren Wunsch, dass du selbst liebevoll mit dir umgehst? Sind es deine eigenen Ansprüche oder die Erwartungen der anderen, die dich bis zur Selbstaufgabe antreiben?

Warum trägst du deinen Kollegen alles hinterher oder ziehst dir deren Aufgaben an Land? Weil du unersetzlich bist, weil du es besser kannst oder weil sie dich darum gebeten haben? Meist ist keine der Antwortmöglichkeiten wahr. Du übernimmst es einfach, ohne darüber nachzudenken, ob es in deinen Aufgabenbereich fällt oder nicht, und wunderst dich schließlich darüber, dass deine Kräfte sich dem Ende zuneigen.

Dass, was du dir und deinem Leben, deiner Gesundheit, deinem Wohlbefinden damit zumutest, wirkt sich immer dann negativ aus, wenn du damit unzufrieden bist, wenn du dich nicht ausreichend dafür geschätzt, mitunter sogar ausgenutzt fühlst.

Neben den eben aufgezählten Folgen gibt es auch wirtschaftliche Folgen für den Einzelnen, die nicht selten in existenziellen Nöten enden. Zum einen sorgt die ständige Angst vor Arbeitsplatzverlust dazu, dass sich Betroffene auch ohne Leistungsfähigkeit bzw. ohne Arbeitsfähigkeit ins Unternehmen schleppen. Dort jagt sie weiterhin die Angst, dass sie bedingt durch ihren erschöpften Zustand Fehler machen und man schließlich Abmahnungen oder sogar die Kündigung erhält. Dies wiederrum ist fatal für den Betroffen, denn in seiner eingeschränkten Wahrnehmung hat er sich ja sogar erschöpft auf die Arbeit geschleppt und alles in seiner Macht Stehende getan, um den Chef zufriedenzustellen, um gelobt zu werden für so viel Aufopferung, für so viel Engagement und Selbstaufgabe. Wäre man doch nur zu Hause geblieben. Ja, das wäre in einem solchen Fall tatsächlich das Mittel der Wahl gewesen.

In diesem Sinne darf man Lohneinbußen, Verlust von sozialer Einbettung, Verlust von Teilhabe am Leben der Gemeinschaft, Stigmatisierungen und vieles mehr nicht außer Acht lassen. Auch das können mögliche Konsequenzen eines Burnouts sein. In einer frühen Phase des Burnouts ist es sicher möglich, zeitnah so zu intervenieren, dass sich die Folgen möglichst geringhalten. Dies hängt natürlich von der Einsicht des Betroffenen ab, sich seine Grenzen und seine Erschöpfung einzugestehen. Ist das Burnout bereits fortgeschritten, dann ist so ein Break mitunter das berühmte I-Tüpfelchen, welches schließlich das Fass zum Überlaufen bringt, und genau das ist deine Chance, wieder aufzustehen, zu dir zurückzufinden und dein Leben neu zu sortieren.

Natürlich hat ein Burnout in einer Welt, in der sich alles um Leistung, Produktivität und Effektivität dreht, auch wirtschaftliche Folgen für den Arbeitgeber und die gesamte Gesellschaft. Zu den wirtschaftlichen Konsequenzen des Arbeitgebers zählen Ausfallzeiten, Produktionsverlust, Lohnausfallkosten, Mehrbelastung der anderen Mitglieder und die Gefahr, dass diese schließlich auch ausfallen, Unruhe und Unsicherheiten bei den anderen Mitarbeitern, Belastung der Unternehmenskultur, sinkende Identifikation mit den Unternehmenszielen, ein schlechtes Unternehmensimage und Wissensverlust.

Stress und Unzufriedenheit am Arbeitsplatz oder auch in allen anderen Lebensbereichen der ausgebrannten Personen sind mit unfassbar hohen finanziellen Kosten für die gesamte Gesellschaft verbunden: medizinische Kosten, Arbeitsausfallkosten, Krankentagegeld, Erwerbsminderung oder gar Erwerbsunfähigkeit. Aber auch die Beiträge zur eigenen Rente sinken, wenn man längere Zeit arbeitsunfähig ist, so dass man möglicherweise im Alter auf Grundsicherungsleistungen angewiesen ist. Der Kostenfaktor ist enorm und die Brisanz der Auswirkungen auf die gesamte Gesellschaft von großer Bedeutung.

Man kann gar nicht absehen, was es den Sozialstaat und damit jeden Einzelnen von uns kosten wird, wenn unsere bereits erschöpften und vom Burnout bedrohten Kinder ins Erwerbsleben einsteigen.

Teil 2 – Ideen zur Vorbeugung und Heilung – praktische Tipps

Was kannst du also tun, wenn du unter einem Burnout leidest?

Nachdem ich nun meinen kleinen Diskurs in die theoretischen Grundlagen des Burnouts abgeschlossen habe, gehe ich im nächsten Teil des Buches auf die Dinge ein, die du praktisch tun kannst, um dich von einem Burnout in einen Prozess der Heilung/ Genesung zu begeben, aber auch, um einem Burnout gegebenenfalls gezielt vorzubeugen. Die hier vorgestellten Lösungsstrategien oder Handlungsansätze kannst du also sowohl zur Heilung nutzen, als auch als präventive Maßnahmen jederzeit effektiv einsetzen.

Wie bereits im ersten Teil angedeutet bist du deinem Leidensdruck und deiner Erschöpfung nicht hilflos ausgeliefert. Du kannst eine ganze Menge dafür tun und dazu beitragen, dich zu erholen, deine Heilung aktiv zu unterstützen und dafür Sorge zu tragen, dass du dich gut vor einem erneuten Burnout schützen kannst. Gesellschaftliche Ansprüche, Erwartungen anderer Menschen, ganz gleich, ob es sich dabei um den Arbeitgeber oder Menschen aus deinem privaten Leben handelt, kannst du nicht verändern. Dies gleich vorab, um dich jeglicher Illusion zu berauben, dass du woanders als in dir selbst den Schlüssel der Genesung finden wirst.

Ebenso wenig wird es dir gelingen, Anforderungen im Berufsleben, steigenden Konkurrenzdruck auf allen Ebenen, die rasanten Entwicklungen im Bereich Technologie und Digitalisierung zu verändern.

Aber du bist in der Lage, deinen Umgang damit zu verändern. Du kannst aktiv beeinflussen, wie du die Gesellschaft und die damit verbundenen Anforderungen interpretierst, wo es sich lohnt – und das ist sehr individuell – mitzuspielen und wo man eigene Grenzen zieht. Die Interpretation, die Bewertung deiner eigenen speziellen Lebenssituation nimmst du ganz alleine vor. Dazu gehört nur ein bisschen Mut oder ein gewisser, subjektiv erlebter Leidensdruck und die Erkenntnis, dass all deine Probleme immer auch etwas mit deiner eigenen subjektiven Lebenswelt bzw. deiner eigenen inneren Einstellung zu tun haben. Diese bestimmt nämlich maßgeblich, wie du die Welt um dich herum erlebst. Die eigene Einstellung zu deinem Leben, deinem Schicksal hat einen überaus großen Einfluss darauf, ob du an etwas wachsen kannst oder daran zu zerbrechen drohst.[16].

Nun möchte ich dir jedoch aufzeigen, wie es dir dennoch gelingen kann, dich wieder wohler zu fühlen, Kraft zu tanken und zu genesen, wie es dir gelingen kann, mit deinen Ressourcen besser umzugehen und schließlich deine Anfälligkeit, in alten kräfteraubenden Mustern zu verharren, zu reduzieren. Denn ein Burnout ist letztlich nichts anderes, als die eigenen Ressourcen in kognitiven, seelischen, körperlichen und emotionalen Bereichen aufgebraucht zu haben. Der Akku ist eben alle.

Im Folgenden möchte ich dir also ein paar Anregungen mit auf den Weg geben, wie du dir selbst helfen kannst. Nicht jede der möglichen Hilfestellungen wird für dich geschaffen oder anwendbar sein, aber ich lade dich hiermit ein, sie auszuprobieren und das geeignete Medium für dich zu finden.

---

[16] Vgl. Stefanie Stahl: Das Kind in dir muss Heimat finden. Das Arbeitsbuch, 2017, 3. Auflage

Ein ganz klassischer Weg ist natürlich erst mal der, zu einem Arzt zu gehen. Am besten vereinbarst du einen Termin bei deinem Hausarzt, denn der kennt dich zum einen am besten und zum anderen hast du vermutlich genug Vertrauen in diese Person, dass du dich entsprechend mitteilen bzw. deine Probleme äußern kannst. Gemeinsam mit deinem Hausarzt kannst du dann überlegen, ob es für dich sinnvoll ist, eine Psychotherapie zu beginnen, die dir dabei hilft, deine Erschöpfungssituation zu reflektieren, und die dich während deines individuellen Prozesses der Heilung unterstützt. Die Krankenkassen zahlen in der Regel eine Psychotherapie, insofern die Indikation es zulässt. Je nach Problemlage und Beschwerdebild kannst du wählen zwischen einem verhaltenstherapeutischen, einem tiefenpsychologischen oder einem psychoanalytischen Ansatz, die alle sehr wirkungsvoll sind, wenn du wirklich an dir arbeiten willst. Probiere ruhig aus, welcher Ansatz für dich der Passende ist. Im Augenblick ist es so, dass du 5 Probestunden bei einem Therapeuten deiner Wahl von der gesetzlichen Krankenkasse bezahlt bekommst und innerhalb dieser Zeit gemeinsam mit dem Therapeuten entscheiden kannst, ob ihr deinen Weg der Therapie gemeinsam beschreiten wollt. Entscheidet ihr euch beide dafür, so wird dir seitens der Krankenkasse entweder eine Kurzzeittherapie von 25 Stunden oder eine Langzeittherapie von 50 Stunden bewilligt, die man auch, je nach Beschwerden und psychischer Stabilität, verlängern kann. Entscheidest du dich dagegen, kannst du 5 weitere Probestunden bei einem anderen Therapeuten deiner Wahl in Anspruch nehmen. Eine weitere, insbesondere bezugnehmend auf das Burnoutsyndrom, sinnvolle und sehr effektive Form der Therapie ist in einer systemischen Betrachtungsweise zu finden, denn letztlich bringt das Burnoutsyndrom in seiner Komplexität immer auch Faktoren ans Licht, die dein gesamtes System beeinflussen und prägen.

Im Folgenden möchte ich dir kurz die vier genannten Therapieansätze vorstellen, damit du eine kleine Vorstellung der Möglichkeiten bekommst, bevor du dich mit dem Beginn einer eventuell klassischen Therapieform auseinandersetzt.

Verhaltenstherapie[17]

Die Verhaltenstherapie als eine klassische Therapie einer einzelnen Person gehört zu den häufigsten Therapieverfahren. Die Grundlage der Verhaltenstherapie basiert auf den Annahmen der Lerntheorien, die letztlich davon ausgehen, dass alles Verhalten erlernt ist und deshalb auch wieder verlernt werden kann. Bestandteil der modernen Verhaltenstherapie sind auch Denkmuster sowie die Bewertungen, die man selbst vornimmt und die meist sehr subjektiv geprägt sind. Der verhaltenstherapeutische Ansatz agiert problemorientiert und versucht, bisher gelernte Verhaltensweisen durch neue Verhaltensweisen zu ersetzen. Die Heilung erfolgt dann im Grunde durch das emotionale Erleben der Resultate aus dem neu erlernten Handeln. Das Ziel der Verhaltenstherapie ist es, Lebensgewohnheiten zu verändern sowie die eigene Selbsteinschätzung zu modifizieren. Dies geschieht u. a. durch Verhaltenspläne und das Erkennen von Notfallinstruktionen sowie verschiedenen Schlüsselreizen.

Psychoanalyse[18]

Die klassische Psychoanalyse, die ihren Ursprung bei Siegmund Freud hat, wird heute nur noch sehr selten durchgeführt. Dies liegt zum einen daran, dass eine reine Psychoanalyse über einen sehr

---

[17] Vgl. https://www.neurologen-und-psychiater-im-netz.org/psychiatrie-psychosomatik-psychotherapie/therapie/psychotherapie/verhaltenstherapie/

[18] Vgl. https://www.neurologen-und-psychiater-im-netz.org/psychiatrie-psychosomatik-psychotherapie/therapie/psychotherapie/klassische-psychoanalyse/

langen Zeitraum geht, und zum anderen daran, dass die empirische Evidenz bezugnehmend auf die Wirksamkeit der Psychoanalyse ausgesprochen gering ist. Freud ging letztlich davon aus, dass die Muster, die ein Mensch während der Therapie zeigt, durch Sozialisationserfahrungen oder frühkindliche Bindungen entstehen und durch die Analyse bzw. eine Wiederbelebung frühkindlicher Gefühle neu gedeutet und bewertet werden können. Auf diese Weise versprechen sich Psychoanalytiker die Heilung seelischer Krankheiten oder Problemlagen.

Tiefenpsychologischer Ansatz[19]

Der tiefenpsychologische Ansatz dagegen hat sich zwar aus einer psychoanalytischen Betrachtungsweise entwickelt, ist jedoch insgesamt sehr viel dynamischer. Therapeuten, die ihren Schwerpunkt innerhalb der Tiefenpsychologie sehen, folgen der Annahme, dass das seelische Ungleichgewicht, die psychische Erkrankung oder eben das Beschwerdebild auf einem unbewussten inneren Konflikt beruhe, der durch negative oder unangenehme Erfahrungen in der frühen Kindheit hervorgerufen wurde. Der tiefenpsychologische Ansatz ist vor allem konfliktzentriert und versucht durch wiederholtes Erinnern sowie das Durchleben biographischer Erfahrungen eine gemeinsam konstruierte Realität zu erschaffen. Dadurch gelingt es dem Therapeuten, eine stabile Beziehung zu seinem Klienten aufzubauen. Nur mit Hilfe dieser vertrauensvollen Beziehung ist ein gemeinsamer Zugang zu schmerzlichen, biographisch geprägten Gefühlen möglich, die letztlich durch das Anwenden tiefenpsychologischer Verfahren dazu führen, dass der Betroffene eine kognitive oder affektive Einsicht gewinnt. [20]

---

[19] Vgl. https://www.neurologen-und-psychiater-im-netz.org/psychiatrie-psychosomatik-psychotherapie/therapie/psychotherapie/tiefenpsychologisch-fundierte-dynamische-psychotherapie/

Systemischer Ansatz

Der systemische Ansatz dagegen vertritt die Auffassung, dass individuelle Faktoren als zentrale Ursache für das Auslösen eines Burnouts nicht alleine ausschlaggebend sind. So geht das systemische Modell davon aus, dass derjenige, der ein Burnout entwickelt, in einem Umfeld lebt, welches Burnout fördernd ist. Dabei kann es sich um die Arbeit oder auch um das familiäre Umfeld drehen. „Überhöhte Leistungsansprüche in Familien, unklare Trennung zwischen Beruf und Freizeit, keine freien Wochenenden, mangelnde Möglichkeiten, psychohygienisch zu agieren – wie jammern, reden, sich Kraft holen – tragen dazu bei, auszubrennen.“[21]

Eine Therapie, die einen systemischen Ansatz verfolgt, ist also ein Verfahren, welches seinen Schwerpunkt auf den sozialen Kontext des Betroffenen legt und dabei vor allem die Interaktionen zwischen den Akteuren innerhalb der sozialen Systeme analysiert und reflektiert[22]. Der systemische Ansatz erkennt also das System des Betroffenen als eine Ressource an, an der man wachsen oder eben scheitern kann. Zeigt ein Mitglied eines bestehenden Systems, entweder einer Familie oder eben auch eines Teams oder eines Unternehmens, Burnoutanzeichen, dann gilt er laut dem systemischen Ansatz als Symptomträger des gesamten Systems. Das bedeutet eben auch, dass nicht der Mensch mit seinen Beschwerden defizitär ist, sondern er stets versucht, sich an das bestehende System anzupassen und möglicherweise nicht der Mensch, sondern das System krankt[23]. Genau da setzt letztlich die Therapie an. In einer Therapie, die nach dem systemischen Ansatz arbeitet, wird das

---

[20]Vgl. www.neurologen-und-psychiater-im-netz.org
[21]Zitat nach Geyershofer, S., Unterholzer, C. Burnout aus systemischer Sicht, S. 189, 2008
[22] Vgl. https://de.wikipedia.org/wiki/Systemische_Therapie
[23] Vgl. https://systemische-gesellschaft.de/systemischer-ansatz/

gesamte System betrachtet, analysiert und reflektiert, um nach solchen Lösungen zu suchen, die entweder das System verändern können oder die dazu beitragen, selbst eigene Strategien zu entwickeln, die es erlauben, innerhalb des bestehenden Systems gesund zu bleiben.

Wie jedoch kannst du selbst aktiv werden?

Da es auf Grund der geringen Dichte an zugelassenen Therapeuten, insbesondere in ländlichen oder kleinstädtischen Gebieten, häufig zu sehr langen Wartezeiten kommt, bis du letztlich einen Platz bekommst, empfehle ich dir, während dieser Zeit nicht tatenlos zu sein, sondern alle erdenklichen Möglichkeiten in Erwägung zu ziehen, die dir dabei helfen, deinen Leidensdruck zu minimieren, und durch eine aktivere Teilnahme am Leben, an deinem eigenen Leben, wieder an Lebensfreude zu gewinnen.

Wenn du also wahrnimmst, dass du dich erschöpft fühlst, dann ist dies zunächst ein guter Moment, dich in sämtlichen Bereich etwas zurückzunehmen, in dich zu gehen und eine Analyse deiner Ressourcen, deines IST-Zustands vorzunehmen.

Oft fällt uns diese erste Aufgabe, die für den heilsamen Erfolg in der Bewältigung der Krise aber dringend erforderlich ist, am schwersten. Sowohl als Vorbeugung als auch im Rahmen einer Behandlung solltest du dich auf die Analyse deiner ganz persönlichen Situation einlassen und dir folgende wichtige Fragen stellen:

- ✓ Worum geht es in deinem Leben? Ist die Karriere wichtig? Ist dir Geld wichtig? Stehen Karriere, Geld oder Anerkennung über deinem persönlichen Glücksempfinden? Wie sieht deine persönliche Definition von Glück und Zufriedenheit aus? Bist du der Antreiber in deinem Leben oder sind es Einflüsse außerhalb deines eigenen Seins?

- ✓ Wie bist du zu dem geworden, was du heute bist? Welchen Glaubens- und Verhaltensmustern folgst du?
- ✓ Was sind deine Stärken und Schwächen? Welche individuellen Ressourcen kannst du daraus ableiten?
- ✓ Wie ist deine innere Haltung dir selbst und deinem Leben gegenüber? Ist dein Glas halb voll oder halb leer? Bist du eher optimistisch oder eher pessimistisch?
- ✓ Wie organisierst du dein Leben? Bleibt genügend Raum für dich? Welche Zeit- und Kraftfresser machen dir dein Leben so schwer? Identifizierst du dich mit deinem Leben oder bist du einer Art Identifizierung durch andere zum Opfer gefallen? Was hindert dich daran, deine eigene Integrität zu definieren und zu wahren?
- ✓ Wer oder was treibt dich (an)?
- ✓ Hast du ein gutes Netzwerk oder bist du eher ein Einzelkämpfer?
- ✓ Könntest du dir ein hilfreiches Netzwerk aufbauen?
- ✓ Gestehst du dir freie Zeit zu? Nutzt du deine freie Zeit selbstbestimmt? Was hält dich davon ab, dir Raum und Zeit zu schenken?
- ✓ Verharrst du in einem Zustand besinnungsloser Überaktivität? Wenn ja, warum? Steigert es deinen Wert? Dein Wohlbefinden? Lenkt es dich ab von dir selbst?
- ✓ Wenn du diese Fragen beantwortet hast, dann kannst du mit deiner individuellen Korrektur beginnen. Mögliche

Handlungsstrategien gebe ich dir weiter unten mit auf deinen Weg.

Leider sieht die Realität vieler erschöpfter Menschen jedoch so aus, dass sie eine aktive Auseinandersetzung mit sich selbst viel zu lange scheuen und sich lieber in Schuldzuweisungen üben.

Manchmal schieben sie auch die Schuld auf die äußeren Rahmenbedingungen (Arbeitgeber, stressige Familiensituation etc.), Sachzwänge (Einkommen, Arbeitszeiten etc.) oder auf negative Einflüsse aus dem eigenen Umfeld (nörgelnde Angehörige, Pflegebedürftigkeit von Angehörigen etc.). Keine dieser Zuweisungen von Schuld ist zutreffend. Es liegt immer an einem selbst, etwas zu verändern. Nur du allein führst Regie in deinem Leben und trägst jede Sekunde deines Lebens die Verantwortung dafür, wie du dein Leben führen möchtest. Nur du allein entscheidest, ob du weiter erschöpft sein möchtest oder dein Leben so gestaltest, dass du wieder kraftvoll sein kannst, deinen Alltag mit wohltuender Lebendigkeit füllst, dein Lächeln zurückgewinnst und wieder Freude erleben kannst. Das kann eine ganze Zeit lang dauern und du wirst möglicherweise Rückschläge erleben, aber du lernst jeden Tag aufs Neue, dass der Glaube an deine Fähigkeiten und deine Ressourcen zurückkehrt, wenn du merkst, wohin die Veränderungen, die du in die Wege leitest, führen.

Nimm deine Situation wahr/ Gestehe dir deine Beschwerden ein!

Ein ganz wesentlicher Aspekt zu Beginn deiner Genesung oder der Wiederbelebung deiner geistigen, kognitiven, seelischen und emotionalen Ressourcen liegt darin, die eigene Erschöpfung anzuerkennen, sich einzugestehen, dass man unter einem Burnout leidet, zu akzeptieren, dass die Akkus leer sind und man Hilfe braucht. Hilfe, die man sich entweder selbst gibt oder die man sich durch andere holt. Jeder Weg, der dir kurz- und langfristig hilft, dir selbst wieder nahezukommen, dich so zu respektieren, zu akzeptieren und zu lieben, wie du bist, ist der richtige Weg und jeder dieser Wege ist so individuell wie die Menschen selbst. Es gibt kein Patentrezept, nicht DIE Therapie und auch nicht DIE Medikamente für die Lösung deiner Erschöpfung, sondern eine ganze Reihe von Möglichkeiten, die jedem Menschen individuell helfen können.

An dieser Stelle angekommen ist es zunächst relevant, sich selbst, die eigenen Fähigkeiten und auch die eigenen Grenzen, den IST-Zustand, wahrzunehmen und sich einzugestehen, ohne dabei eine Bewertung vorzunehmen. Es ist nicht schlimm, dass es dir gerade nicht gut geht. Es ist nicht schlimm, dass du erschöpft bist. Niemand trägt Schuld daran.

Aber jetzt, heute, ist es so, wie es ist, und es darf so sein.

Die Wahrnehmung dieser Situation, die Anerkennung deines Befindens und die Benennung deiner Erschöpfung, die du dir in erster Linie vor dir selbst eingestehen musst, nimmt dir schon jede Menge Druck. Keine Krise, weder eine politische, eine gesellschaftliche, eine finanzielle oder eine persönliche Krise lässt sich überwinden, ohne die bisher gelebten Werte, Annahmen oder Ziele zu reflektieren oder zu prüfen. So wie in einer Gemeinschaft Regeln und Werte stets überprüft werden müssen, um für alle Mitglieder der Gemeinschaft ein gemeinsames Miteinander zu ermöglichen, solltest du deine bisherigen Werte, Annahmen und Ziele im Hinblick darauf prüfen, ob sie dir für eine sinnerfüllte Lebensgestaltung nützlich sind.

Selbstverständlich darfst du Angst haben. Das Erkennen oder vielmehr die Erfahrung der eigenen Grenzen, die Begrenzung der eigenen Ressourcen, die manchmal auch einfach nur verschüttet sind, die Wahrnehmung von Schwachstellen im eigenen System sind bei einem Burnout oftmals beängstigend, aber sie eröffnen dir auch einen ganz neuen Zugang zu dir selbst und deinem Leben. Das Burnout kann auch eine Chance sein. Für ein erfüllteres und selbstbestimmteres Leben.

Realistische Selbsteinschätzung/ Selbstreflektion

Nach dieser sehr persönlichen Inventur deiner aktuellen Lebenssituation ist es an der Zeit, eine realistische Selbsteinschätzung durchzuführen und deine momentane Lebenssituation zu reflektieren.

Bist du einmal an diesem Punkt in deinem Leben angekommen, an dem du entweder gar nicht mehr kannst, die Akkus vollkommen ausgeschöpft sind oder du dich noch in einer der ersten Phasen eines Burnouts (siehe Kapitel Phasen eines Burnouts) befindest, ist es also ratsam, das eigene Leben realistisch einzuschätzen. Nimm dir dazu gern ein Blatt Papier und schreibe auf, wie du dein Leben siehst. Beziehe strukturelle Aspekte, Sachzwänge genauso ein wie Wünsche, Vorlieben, Bedürfnisse und Ziele. Hast du dir dein Leben vor einigen Jahren so vorgestellt? Fühlt sich dein Leben sinnerfüllt an? Wo hast du dich verloren? Wo sind deine Träume hin? Welche Gefühle werden in dir ausgelöst, wenn du an das denkst, was du dir für dein Leben wünschst? Was macht dich glücklich und wie kannst du es schaffen, dein Glück zurückzugewinnen? Bist du zufrieden in deinem Beruf? Warum hast du ihn gewählt? Gibt es etwas, was du lieber tun würdest? Warum tust du es nicht?

Dein Mann, deine Kinder, deine Freunde, dein Arbeitgeber sind nicht dafür verantwortlich, dich glücklich zu machen, genauso wenig wie du für deren Glück verantwortlich bist. Jeder trägt für sich selbst Verantwortung.

Mach dir deutlich, was du gut kannst, wo deine Stärken liegen und was du bislang geleistet hast. Meist fällt einem das gar nicht so leicht. Wenn das so ist, dann kannst du auch nach außen treten, d. h., dich selbst mit einem Blick von außen betrachten. Du kannst dir stellvertretend für deinen Chef sagen „Hey Kollegin, Projekt XY haben Sie super gemeistert“ oder aber „Frau XY, ich finde es toll, dass Sie so ein feines Gespür für andere Menschen haben“ oder aber für deinen Partner „Schön, dass es dich gibt. Ich freue mich jeden Tag aufs Neue, ihn mit dir ausklingen zu lassen“ oder als Kind „Mensch Mama/ Papa, es ist klasse, wie ihr immer zu mir haltet, obwohl das manchmal anstrengend für euch ist.“ Was würden andere an dir schätzen?

Schreibe dir auch auf, was dir manchmal schwerfällt, was dich richtig wütend macht, was dich bedrückt und was dich traurig macht. Schreibe auf, was dich so erschöpft. Manche Menschen werden bereits da merken, wo das Problem ist, wo sie anknüpfen können, was sie strukturell verändern können, um sich eine kurzfristige Linderung zu verschaffen.

Überlege dir, wo deine eigenen Grenzen sind, welche Dinge du erfüllst, weil andere sie von dir zu erwarten scheinen und die du aber eigentlich gar nicht tun willst. Wie unzufrieden bist du dabei? Würde es dir besser gehen, wenn du die eigenen Grenzen einhältst und eben nicht jeden Tag die Fehler der Kollegen ausbügelst, deinem Mann die Wäsche wäschst, deiner Frau die Schuhe hinterherträgst, dem Kind das Hausaufgabenheft vorträgst? Was wäre schlimm daran, den anderen die Verantwortung für ihr eigenes

Leben, ihr eigenes Sein zu übertragen? Geht's denen dann schlechter? Erlangst du wirklich Wertschätzung für deine Selbstaufgabe? Nein. Jeder Schritt in die Selbstständigkeit, in die Eigenverantwortung der anderen, verschafft dir wertvolle Zeit, die du dir und deinen Träumen widmen kannst. Niemand wird dich dafür hassen und niemand wird dich mehr lieben, nur weil du dich aufopferst.

Eine realistische Selbsteinschätzung ist eine Art Kassensturz, eine Inventur und es ist wichtig, diese Fragen in der Phase der Genesung aktiv anzugehen, denn sie dienen unter anderem dazu, Verantwortung und Kontrolle für die eigene Lebensgestaltung zu übernehmen. Sie dienen aber auch dazu, sich selbst anzunehmen, so wie man ist, mit allen Stärken und Fähigkeiten, aber auch mit allen Schwächen und Grenzen, allen Vorlieben, Wünschen, Träumen und Zielen. Du bist der einzige Mensch auf der Welt, vor dem du nicht weglaufen kannst. Du holst dich immer wieder ein und begleitest dich selbst auf all deinen Wegen. Behandele dich gut!

Da ein Burnout eine Erschöpfungssituation aus verschiedenen Komponenten ist, bestehend aus emotionaler, seelischer, körperlicher und geistiger Erschöpfung, möchte ich dir hier Möglichkeiten zeigen, wie du dir selbst auf diesen vier verschiedenen Ebenen helfen kannst.

Empathie/ Selbstliebe/ Wertschätzung

Selbstakzeptanz und Selbstmitgefühl befähigen zu Empathie und können die Erfahrung von Verbundenheit mit anderen Menschen bewirken. Die Liebe zu sich selbst ist oft beeinflusst von Dingen, die wir in unserer frühsten Kindheit erlebt haben und die uns oft bis weit in die Erwachsenenwelt beeinflussen. In unserer frühen Kindheit wird der Grundstein für unser Urvertrauen gelegt. Wir erfahren Fürsorglichkeit oder auch nicht. Wir erfahren bedingungslose Liebe oder auch nicht. Manchmal wurde die Liebe, die wir empfingen, an Bedingungen geknüpft. All diese frühkindlichen Erfahrungen prägen unser Leben, aber vor allem unser Selbstbild. Wurden wir so geliebt, wie wir sind? Mussten wir irgendwelche Erwartungen, Ansprüche, Sehnsüchte, Bedingungen unserer Eltern erfüllen? Ich möchte mit diesem Kapitel nicht der Versuchung verfallen, der Generation unserer Eltern die Schuld für die mangelnde Selbstliebe zu geben, sondern dich dazu einladen, dass Dilemma, in dem du dich befindest, aus einer systemischen Perspektive heraus zu betrachten. Da sind unsere Eltern, zu einem großen Teil die Kinder einer vom Krieg gezeichneten Generation, die kaum Zeit hatten, sich Gedanken über Sehnsüchte, Lebensqualität, Liebe usw. zu machen. Die Generation unserer Großeltern hatte Angst ums Überleben und existenzielle Sorgen, denen oft die für die Seele eines Menschen so notwendigen Zwischenmenschlichkeiten zum Opfer fielen. Die Kinder dieser Generation, also unsere Eltern, bauten Deutschland mit auf und gestalteten das Leben in unserem Land so, wie wir es heute genießen dürfen. Ob im Osten oder im Westen, die Menschen arbeiteten und sorgten dafür, dass das vom Krieg gezeichnete Land wieder zum Leben erwachte und zu einer der führenden Industrienationen wurde. Und sie zahlten dafür einen hohen Preis. Es war auch die Zeit, in der es modern war, Kinder beim Einschlafen schreien zu lassen, im Kinderwagen stehen zu lassen und frühzeitig fremd betreuen zu lassen. Es war eine Zeit, in der Arbeit das wichtigste Instrument der Gesellschaft war, nicht die Kinder. In dieser Zeit, in der wir alle irgendwie allein gelassen wurden und zentrale Aspekte eines gut geprägten Urvertrauens schlichtweg missachtet wurden, haben viele von uns gelernt, dass man sich die Liebe seiner Eltern verdienen muss. Verdienen, indem eigene Bedürfnisse hintangestellt wurden, dafür aber die Ansprüche und Erwartungen der Eltern erfüllt wurden. Dann erhielt man Lob, Wertschätzung, Anerkennung und hat diese Attribute als die für die Kindheit so wichtige Liebe missverstanden. Freilich taten unsere Eltern dies nicht, um uns zu schaden, sondern weil wir es in unserer Zukunft besser haben sollten als sie. Mit bestem Wissen und Gewissen erzogen sie uns so, wie sie es taten, und heute kämpft eine ganze Gesellschaft, eine ganze Volkswirtschaft mit den Folgen einer mangelnden Selbstliebe.

„Die meisten Schatten in unserem Leben rühren daher, dass wir uns selbst in der Sonne stehen."

Ralph Waldo Emerson

Die Selbstliebe ist deshalb so ungeheuer wichtig, weil sie dir Vertrauen schenkt. Vertrauen in die eigenen Fähigkeiten, Talente und Kompetenzen. Die Selbstliebe ist wichtig, weil sie dir erlaubt, dich so zu lieben, wie du bist, dich anzunehmen, mit allem, was zu dir gehört – mit deinen Bedürfnissen, deinen Wünschen, deinen Träumen, deinen Illusionen. Die Selbstliebe ermöglicht dir einen tiefen und optimistischen Glauben daran, dass dir alles gelingen wird, was du dir wünschst, und zu akzeptieren, dass dir manche Dinge nicht gelingen, weil sie nicht zu dir gehören.

Hast du nun also einen Moment in deinem Leben erreicht, an dem du merkst, wie wenig du dich all die letzten Wochen, Monate, möglicherweise Jahre nicht so geliebt hast, wie du es verdient hast, dann ist der Augenblick gekommen, an dem du bewusst etwas zum Thema Selbstliebe beitragen kannst. Manchmal fühlst du dich ungeliebt, wenig wertgeschätzt, nicht anerkannt. Wie jedoch gehst du selbst mit dir um? Liebst du dich? Bringst du dir genügend Wertschätzung entgegen? Erkennst du deine Leistungen an?

Akzeptierst du dich so, wie du bist, oder unterliegt dein Leben auch diesen ewigen unleidlichen und nicht erfüllbaren Selbstoptimierungszwängen? Denkst du, du bist wenig liebenswert, weil du zu klein, zu dick, zu hässlich, zu blöd, zu faul, zu unsportlich etc. bist? Nun, ja, jeder ist irgendwie immer für irgendwas zu klein oder zu groß, zu dick oder zu dünn, zu faul oder zu perfektionistisch, zu moralisch oder zu unmoralisch usw., aber es ist vollkommen gleichgültig, wie dich andere sehen, denn es kommt nur darauf an, wie du dich siehst, dich annimmst, dich mit dir wohlfühlst und dich liebst. Das, was andere über dich denken, sagt so viel mehr über deren Erwartungen und Ansprüche an das Leben aus als über dich selbst. Es hat mit dir nicht das Geringste zu tun. Im Kapitel *Nimm nichts persönlich!* gehe ich darauf noch einmal detaillierter ein.

Das Einzige, was du dir schuldig bist, ist die Liebe zu dir selbst, denn niemand sonst auf der Welt kann dich so innig lieben, wie du es selbst kannst.

Im Folgenden möchte ich dir verschiedene Tipps geben, wie du zu mehr Selbstliebe finden kannst:

- Nimm dir Zeit für DICH!

  Gab es in der letzten Zeit Momente, an denen du dich nur, ich meine wirklich NUR, um DICH gekümmert hast?

- Gönn Dir etwas nur für dich, weil du es dir wert bist!

  Das kann eine Massage sein, ein gutes Buch, ein anregendes Gespräch, ein Saunagang, ein Städtetrip, ein Spaziergang im Wald … nur du weißt, was dir guttut. Genieße es! Du bist es wert! Du wartest noch immer auf den Blumenstrauß deines

Mannes? Warum kaufst du dir nicht selbst Blumen, damit du es schön hast?

Sei dankbar für dich selbst und deine Existenz!

Zugegeben, das ist gar nicht so einfach und erfordert eine große Portion Mut. Haben wir doch gelernt, dass wir nie genug sind und nichts bekommen ohne Gegenleistung. Wofür bist du dir dankbar? Du kannst jeden Abend, wenn du ins Bett gehst, darüber nachdenken, was toll gelaufen ist, was wirklich so richtig schön war und wofür du dir selbst einmal Danke sagen möchtest. Mit der Zeit wirst du feststellen, dass jeder Tag etwas Schönes bringt, auch wenn er noch so grau erscheint. Es ist lediglich unsere Wahrnehmung, unsere Bewertung der Dinge, die uns vorwiegend an die negativen Sachen erinnern lässt.

Sei dir selbst dein bester Freund! Wie würdest du deinen besten Freund behandeln? Behandele dich heute genauso, wie du es für deinen besten Freund tun würdest, und spüre das Glück, welches du dabei empfindest.

Verzeihe Dir! Okay, du bist nicht so perfekt, wie du dir das vielleicht gewünscht hast, und ja, du hast schon mal einen Termin verpasst, jemanden verletzt oder dich schlecht benommen. Und? Ist die Welt davon untergegangen? Nein. Verzeih dir selbst. Alle anderen haben es längst getan. Das, was war, ist vergangen. Gräme dich nicht wegen vergangener Dinge, sondern lass sie ziehen, lass sie da, wo sie hingehören, nämlich in die Vergangenheit und die kannst du nicht ändern. ABER du kannst sie anders bewerten und deine Einstellung zu ihr verändern. Sobald du dies umsetzt, wirst du dich sofort besser fühlen.

Sei nicht so streng mit dir und dem Leben, sondern gehe sanft mit dir um!

Gehe gut und achtsam mit dir um, anstatt dich selbst runterzumachen!

Lächle öfter! Schon morgens im Spiegel solltest du dir dein erstes Lächeln schenken. Lächle auf dem Weg zur Arbeit, schenke anderen ein gutes Wort und du wirst merken, wie gut das vor allem dir selbst tut. Es gibt kaum etwas, was mehr heilt, als dem Leben mit einem Lächeln zu begegnen.

Sei stolz auf dich! Worauf? Na, da wird es sicher jede Menge Dinge geben, auf die du stolz sein kannst. Wenn dir nicht sofort etwas einfällt, dann betrachte dich mal von außen. Was würdest du dir sagen, wenn du deine beste Freundin, dein bester Freund wärst? Ich bin mir sicher, dass es ganz viele Sachen gibt, auf die du wirklich stolz sein kannst.

In der Zeitschrift *Psychologie Heute* vom Januar 2018[24] findest du einen Artikel „Das erlaube ich mir!", in dem es letztlich auch darum geht, dass man sich selbst viel zu wenig gönnt und diese Annahme darauf beruht, dass wir Zuschreibungen und Affirmationen aus unserer Kindheit mit uns herumtragen und diese, leider, weiter Einfluss auf uns ausüben. Innerhalb dieses Artikels ist jedoch eine Übung beschrieben, die ich hier gern vorstellen möchte. Einfach, weil mich diese Übung überzeugt hat und ich sie gern an dich weitergeben möchte.

Nimm dir ein paar Minuten Zeit und notiere dir 20 Dinge, die dir in deinem Beruf und deiner Freizeit große Freude bereiten. Die Autorin des Artikels, Anna Roming, weist darauf hin, dass es dabei gleichgültig ist, ob Du diese Dinge tatsächlich tust oder ob Du diese Dinge oft tust. Markiere all die Dinge, die Du davon bereits umsetzt, mit einer Farbe und alle Dinge, die du noch nicht umgesetzt hast,

[24] Vgl. Roming, Anna: Das erlaube ich mir! In Psychologie Heute, 01/2018, S. 19-21

mit einer anderen Farbe und dann denke doch einmal darüber nach, warum du dies noch nicht gemacht hast. Was hält dich davon ab, es umzusetzen? Oft stecken dahinter Zuschreibungen, Glaubenssätze, innerer Antrieb. Wenn du dir also mehr erlauben willst, „lohnt es sich, durch wohlwollende Sätze einschränkende Überzeugungen aufzulösen – und die innere Stimme, die vielleicht meint: „Nimm dich nicht so wichtig“, zum Verstummen zu bringen.“[25]

Nimm dir eine Auszeit!

Wenn es dir irgendwie möglich ist, gönn dir eine Auszeit, eine Zeit, die du entweder mir dir allein verbringst oder mit dir wohltuenden Personen. Das müssen nicht zwangsläufig Familienangehörige oder Freunde sein, sondern können unter anderem auch Coaches sein oder Menschen mit einem spirituellen Hintergrund, Personen, die dich verstehen, dich halten, auch wenn du vielleicht gar nicht sprechen möchtest. Alles ist erlaubt.

Nicht jeder kann sich die langersehnte Flucht der Weltreise leisten. Leider. Nicht selten bindet uns der nicht üppig gefüllte Geldbeutel, die Schulpflicht der Kinder, die eigene Moral, das eigene Verantwortungsgefühl, die gewohnte Umgebung etc. an unser aktuelles Leben und trotzdem schreit alles in dir nach Flucht. Nimm dir eine Auszeit, denn auch im Kleinen ist eine Flucht möglich. Du könntest ein Wellness-Wochenende genießen, einen Städtetrip erleben, du kannst dich in Meditation üben, eine Weile ins Kloster gehen und dich einfach zurückziehen.

Eine Auszeit muss nicht zwangsläufig ein Rückzug oder eine Reise sein, sondern kann sich auch durch die Ausübung eines Projektes, eines Herzenswunsches äußern, welches zu deinem ganz

[25] Zitat nach Roming, Anna: Das erlaube ich mir! In Psychologie Heute, 01/2018, S. 21

persönlichen Lebensglück, deiner Sinnhaftigkeit und Erfüllung beiträgt.

Schlussendlich kann eine Auszeit auch einfach nur ein bewusster Verzicht auf etwas bedeuten und dir durch einen Verzicht (beispielsweise auf Alkohol, Zucker, Weizenmehl, Zigaretten etc.) dabei helfen, deine Ressourcen wieder aufzufüllen.

Wenn deine Erschöpfung so stark ist, dass du das Gefühl hast, überhaupt keine Ressourcen mehr zur Verfügung zu haben, dann ist eine kurz- oder auch längerfristige Unterbrechung im Sinne einer Arbeitsunfähigkeitsbescheinigung ebenfalls legitim. Es sollte sich jedoch ein langfristiger Nutzen daraus ergeben, indem du die gewonnene Zeit für deine Genesung nutzt. Nichts hilft dir weniger, als in deiner jetzigen Situation auszuharren.

Das regelmäßige Zelebrieren einer Auszeit kann dir auch als Maßnahme dienen, einem Burnout vorzubeugen, wenn du merkst, dass du gestresst oder überfordert bist. Dazu ist es allerdings erforderlich, dass du deine eigenen Warnsignale gut kennst und einzuschätzen weißt. Wer sich selbst viel Gutes tut, handelt präventiv und geht vorausschauend mit seinen eigenen Ressourcen um. Denke dabei immer auch daran, dass du anderen nichts Gutes und Hilfreiches geben kannst, wenn du mit dir selbst nicht gut umgehst. Eine gute Mutter oder ein guter Vater, ein guter Freund, Arbeitskollege, Arbeitnehmer usw. zeichnet sich nicht dadurch aus, dass sie/er unter Aufgabe ihrer/seiner selbst alles für den Gegenüber oder auch die Sache tut, sondern dadurch, dass sie/er die eigene Integrität wahrt, eigene Bedürfnisse und Erwartungen von denen der anderen abgrenzt, sich selbst mit Liebe, Wahrhaftigkeit und Güte begegnet und ihre/seine Ressourcen so bewusst einsetzt, dass sie eben nicht erschöpfen. Eine regelmäßige Pflege der eigenen Person und das Wahrnehmen der eigenen

Bedürfnisse sind die wohl größte Kunst der Menschen und eine effektive präventive Maßnahme gegen das Burnout.

Reduzierung der Arbeitszeit

Sofern du dir eine Reduzierung der wöchentlichen Arbeitszeit leisten kannst, ist dies eine Möglichkeit, dir etwas mehr Zeiträume für andere Dinge zu schaffen. Dabei sollte diese neu gewonnene zeitliche Ressource aber dazu dienen, deine Lebensqualität zu erhöhen. Dies solltest du jedoch im Vorfeld gut abwägen. Manchmal reicht vielleicht schon eine befristete Reduzierung der Arbeitszeit.

Eine Entscheidung, seine Arbeitszeit zu senken, hängt natürlich immer auch von mehreren Faktoren ab. Zum einen ist es bei einigen Arbeitsstellen, meist sehr kleinen Betrieben oder der eigenen Selbstständigkeit, schlicht nicht zeitnah möglich, seine Arbeitszeit zu reduzieren, weil unternehmerische Bedarfe und persönliche Bedürfnisse nicht immer miteinander konform gehen. Trotzdem ist es einen Versuch wert, mit seinem Arbeitgeber offen darüber zu sprechen und einen entsprechenden Antrag zu stellen. Zum einen ist dadurch ein Gespräch gegeben, in dem man die Arbeitsbelastung ansprechen kann, eventuell gemeinsam nach einer Lösung oder auch nach einer Alternative suchen kann und zum anderen fällst du damit nicht ganz aus. Dies hat den Vorteil, dass du nicht völlig raus bist und den Kontakt nicht verlierst. Für den Arbeitgeber bedeutet diese Strategie, den längeren krankheitsbedingten Ausfall eines Mitarbeiters zu vermeiden und einen Verschleiß derer, die deinen Ausfall kompensieren müssen, zu verhindern. An dieser Stelle sei jedoch auch darauf hingewiesen, dass die Erschöpfung mitunter so stark ist, dass nur eine längere Auszeit zur Heilung beiträgt.

Aber natürlich ist auch die finanzielle Situation abzuwägen. Kannst du über einen längeren Zeitraum auf die finanzielle Ressource deines Lohnes verzichten? Steht die gewonnene Lebensqualität im Verhältnis zum Lohnverzicht oder kommen dann Sorgen zum Vorschein, die man vorher nicht hatte? All diese Fragen solltest du dir stellen und dich gut sortieren, bevor du eine Entscheidung fällst. Triff diese jedoch immer unter dem Aspekt, einen persönlichen Zuwachs an Wohlbefinden und Lebensqualität zu erreichen. Es hilft niemandem, am allerwenigsten dir selbst, wenn du deine Arbeitszeit von 40 Wochenarbeitsstunden auf 30 Arbeitsstunden die Woche reduzierst und am Ende 40 Stunden weiterarbeitest, aber nur noch für 30 entlohnt wirst. Solltest du dich für eine Reduzierung der Arbeitszeit entscheiden, dann besprich diesen Punkt mit deinem Arbeitgeber, denn es muss nicht nur die Arbeitszeit, sondern auch das Arbeitspensum reduziert werden. Gerade in Arbeitsbereichen, in denen dies nicht klar abgrenzbar ist, könnte es dann zu Schwierigkeiten kommen, die du im Vorfeld nicht abschätzen kannst.

Ein weiterer nennenswerter Aspekt ist der, dass dir eine Reduzierung der Arbeitszeit nicht viel nutzt, wenn du die gewonnene Zeit dafür nutzt, an anderer Stelle mehr zu rotieren. Wenn du nur deshalb weniger Stunden Erwerbsarbeit suchst, um mit den Kindern mehr Hausaufgaben zu schaffen, mehr Zeit für Hausarbeiten hast oder mehr Zeit für pflegebedürftige Angehörige, dann lass dir an dieser Stelle gesagt sein, dass deine Erschöpfung so nicht abnehmen wird. Deine Erschöpfung wird sich nur reduzieren bzw. deine Ressourcen werden nur dann wieder regenerieren, wenn du die gewonnene Zeit in mehr Lebensqualität investierst, und diese Investition wird sich langfristig auf allen Ebenen deines Lebens bemerkbar machen. Du könntest diese Zeit nutzen, um mehr Sport zu machen, dich mit Freunden zu treffen, dich bewusst zu entspannen, ganz gleich ob dies bei der Kosmetik oder bei einem Waldspaziergang erfolgt. Du könntest qualitative Zeit mit den Kindern verbringen, mit dem Lebenspartner, mit dir selbst.

Fremdbestimmung versus Selbstbestimmung

Ein altes Sprichwort von Konfuzius besagt, dass du nie wieder arbeiten musst, wenn du dir den richtigen Beruf gesucht hast, und ich finde, man hätte es treffender nicht ausdrücken können. Diese noch immer ihre Gültigkeit besitzenden Worte sind aus meiner Sicht die Lösung für das Dilemma, in dem wir uns befinden. Haben wir einen Beruf erlernt, für den wir brennen, den wir mit all unserem Sein ausüben, dann werden wir ihn nicht als Stress, als Belastung, als Arbeit empfinden, sondern jeden Tag wieder dankbar dafür sein, dass wir so eine schöne und erfüllende Tätigkeit ausüben dürfen. Wir werden auch den dafür erhaltenen Lohn nicht länger als Schmerzensgeld empfinden. Uns wäre nicht mehr wichtig, wie viel Geld wir damit verdienen, denn wir wären schlichtweg glücklich über unsere Lebenssituation. Aber vielleicht verdienen wir sogar richtig gutes Geld damit, weil wir mit dem, was wir mit Liebe tun, so richtig gut und erfolgreich sind. Was haben all die Genies dieser Welt gemeinsam? Warum sind Menschen wie Bill Gates, Til Schweiger, Steffi Graf, Elon Musk usw. so erfolgreich? Weil sie an sich selbst glaubten, eine Vision hatten und sie mit Freude verfolgt haben. Keiner von ihnen strebte damit großen finanziellen Reichtum an, obwohl alle wahrscheinlich sehr gut von ihrem Erfolg leben können, und alle hatten Hürden und Krisen zu überwinden, aber alle hier genannten erfolgreichen Menschen haben eines gemeinsam: Sie leben für das, was sie tun. Sie verfolgen ihren Weg mit Leidenschaft. Sie brennen für das, was sie tun. Ich habe bewusst erfolgreiche Menschen aus unterschiedlichen Branchen gewählt, um dir zu zeigen, dass alles immer möglich ist, wenn man anfängt, es zu tun.

Es gibt Menschen – und vielleicht bist du einer von ihnen – die darunter leiden, dass ein Großteil des eigenen Lebens sehr fremdbestimmt erfolgt. Alltagsstrukturen, Sachzwänge, Hierarchien im Berufsleben etc. sind Dinge, die mitunter dein Leben so stark von außen beeinflussen, dass in dir das Gefühl entsteht, vollkommen fremdbestimmt und fremdgesteuert dein Leben zu leben. Du fühlst dich eingeengt, eingeklemmt und völlig unfrei. Viele Menschen reagieren auf ein solches Szenario mit körperlichen Beschwerden wie Spannungskopfschmerzen, Rückenschmerzen, Migräne, verspannten Muskeln oder auch Atemproblemen. Solche und andere psychosomatischen Symptome können durch ein vorwiegend fremdbestimmtes Dasein entstehen.

Was kannst du tun, um dich aus dieser Situation zu befreien?

Du kannst ein selbstbestimmtes Leben führen und dich jeden Tag wieder dazu entscheiden, dass du das, was du tust, mit Liebe, Spaß und Freude tust, denn wenn du jeden Tag etwas machst, wozu du dich selbst zwingen musst, oder täglich etwas machst, was gegen deine innere Überzeugung ist, wenn du jeden Tag Tätigkeiten nachgehst, die deine eigenen Bedürfnisse verleugnen, dann wirst du krank. Du hast natürlich jederzeit auch die Möglichkeit, dich dagegen zu entscheiden, wenn du bereit bist, die Konsequenzen und die Verantwortung für deine Entscheidung zu tragen. Was hält dich davon ab, dir einen Job zu suchen, den du mit Liebe und innerer Überzeugung, mit Leidenschaft und Freude ausübst? Du verdienst dann weniger Geld? Nun, das mag sein, aber steht der geringere Nettolohn wirklich im Verhältnis zu dem Zugewinn an echter Lebensqualität? Ist der Preis, den du möglicherweise mit deiner Gesundheit bezahlst, nicht etwas zu hoch, um in einem

Lebensumfeld zu verharren, das dir nicht guttut? Vielleicht brauchst du die 200 Euro mehr gar nicht, wenn du ein sinnerfülltes, von Freude geprägtes Leben führst?

Schau dir also die Struktur deines Lebens sehr genau an und überprüfe, an welchen Stellen es dir möglich ist, alte Muster zu durchbrechen und durch neue zu ersetzen. Was hilft dir dabei? Ist der Job, den du gerade ausübst, der richtige Job für dich? Warum hast du dich dafür entschieden? Weil du liebst, was du machst? Weil du dich mit den Unternehmenszielen identifizierst? Weil die Rahmenbedingungen stimmen? Kann die sogenannte Gleitzeit für dich ein entlastendes Medium sein? Ist dies in deinem Unternehmen möglich? Welche Tätigkeiten kannst du delegieren, sowohl auf der Arbeit als auch innerhalb deiner Familie? Braucht das Kind täglich eine initiierte Freizeitaktivität oder mag es vielleicht einfach mal spielen und Kind sein dürfen? Welche Wege kann es bereits alleine gehen? Jeder kleine Schritt, den du anderen abnimmst, engt deinen eigenen Handlungsspielraum ein und nimmt dir wesentliche Elemente eines selbstbestimmten Lebens.

Die Stellschrauben in deinem Leben können ganz klein sein und in ihrer Wirkung doch immens groß. Versuche für dich selbst herauszufinden, an welchen kleinen oder großen Rädchen du drehen kannst, um dein Leben genau so zu gestalten, wie es sich für dich richtig anfühlt. Du musst dabei nicht an deinen Arbeitgeber, deine Freunde, deine Familie denken, denn für dich muss es stimmig sein. Alle anderen haben ihre eigenen Stellschrauben, an denen sie ihr eigenes Leben justieren können.

Nimm nichts persönlich!

Die wohl größte Kunst des Menschen besteht darin, nichts persönlich zu nehmen, und damit meine ich wirklich: nichts. Wir neigen leider viel zu oft dazu, sowohl Lob, oder insgesamt positives Feedback, als auch Kritik oder eben negatives Feedback sehr persönlich zu nehmen und unsere Existenz bzw. unser Wohlgefühl davon abhängig zu machen, wie und was andere von uns denken oder uns darüber zu definieren, wie andere uns wahrnehmen. Was wir aber gerne dabei vergessen, ist die Tatsache, dass jene, die uns wahrnehmen oder bewerten, eben auch nur aus ihrem ganz eigenen persönlichen Erfahrungsschatz schöpfen, dem eigene Sozialisationserfahrungen, moralische Vorstellungen und Wertesysteme zugrunde liegen. Jeder Mensch hat eigene Programmierungen, Wertevorstellungen und Glaubenssätze, auf denen sein eigenes Leben beruht, und jede Wertung, Einschätzung oder Beurteilung einer Situation oder einer anderen Person ist geprägt von den Erfahrungen, die derjenige, der letztlich urteilt, gemacht hat. Im Umkehrschluss bedeutet dies aber auch, dass all das, was du an Feedback von der Außenwelt beziehst, wenig mit dir selbst zu tun hat, denn „selbst wenn eine Situation besonders persönlich erscheint, hat das nichts mit dir zu tun. Was die Betreffenden sagen, was sie tun und die Meinungen, die Sie von sich geben, entsprechen ausschließlich den Vereinbarungen, die sie in ihren eigenen Köpfen getroffen haben. Ihre Sichtweisen resultieren aus den Programmierungen, die sie im Laufe ihrer Domestizierung erhalten haben.“[26] Das ist einer der Gründe, weshalb angenommen werden kann, dass die Welt derer, die daran zerbrechen oder erschöpfen, perspektivisch wachsen wird. Bereits Kinder im Kindergarten- oder Grundschulalter sind ständig darauf bedacht, das zu mögen, was alle mögen, so zu sein, wie alle sind, um in ihrer kleinen Gemeinschaft mithalten oder bestehen zu können. Dadurch entfernen sie sich immer weiter von sich selbst, ihren eigenen

---

[26] Zitat nach: Don Miguel Ruiz: Die vier Versprechen. Ein Weg zur Freiheit und Würde, S. 58, 11. Auflage 2018, Allegria

Bedürfnissen, Träumen und Wünschen. Dies geht mitunter so weit, dass sie auch später ein Leben führen, dass wenig bis nichts mit ihrem eigenen Sein gemeinsam hat. Ständiger medialer Konsum, ständige Erreichbarkeit und Feedback durch soziale Medien erhöhen den Anpassungs- und Optimierungsdruck enorm. Das ist nicht gesund und entfremdet die Menschen von sich selbst. Viel wichtiger und gesunderhaltender wäre es dagegen, die Vielfalt der Menschen anzuerkennen und daraus einen Wert zu schöpfen, der für das gesunde Miteinander und den Fortbestand von Würde und Menschlichkeit einer Gemeinschaft erforderlich ist. Was ist das für eine Welt, in der alle gleich aussehen und alle dasselbe können? Was wäre unsere Gesellschaft ohne Bäcker, ohne Banker, ohne Gärtner, ohne Schriftsteller, ohne Lehrer, ohne Ärzte? Ja, sie wäre monoton und vor allem nicht lebensfähig. Nicht jedem schmecken die leckeren Vollkornbrötchen vom Bäcker nebenan. Und das ist gut so, denn der Bäcker zwei Straßen weiter, für dessen Brötchen du über alle Berge laufen würdest, braucht auch Kundschaft, um zu leben. Deswegen sind die Vollkornbrötchen vom Bäcker nebenan aber nicht per se von schlechter Qualität. Nein. Sie schmecken dir vielleicht nicht, andere aber lieben sie.

Dass, was andere Menschen über dich sagen oder wie sie urteilen, zeigt lediglich die Ansichten, die Erfahrungen, die Wertvorstellungen und Glaubenssätze derer, die sie letztlich getroffen haben. Wenn sie dir morgen sagen, du bist der tollste Mensch, der tollste Ehemann, die beste Freundin, der leistungsstärkste Mitarbeiter, die beste Mutter etc., dann hat das ebenso wenig mit dir selbst zu tun, als wenn dir dieselben Menschen nächste Woche das komplette Gegenteil davon sagen. Nichts von alledem hat etwas mit dir zu tun, denn es ist der Lebenswelt derer geschuldet, die dich bewerten. Es ist deren Art und Weise, die Welt zu betrachten. Nicht deine. „Andere Menschen werden immer ihre eigene Meinung haben, basierend auf ihrem Glaubens-Wertesystem, daher hat in Wahrheit nichts von dem, was sie denken, mit dir zu tun, sondern alles mit ihnen."[27] Lass dir diesen Satz auf der Zunge zergehen und überprüfe, ob du dich nicht vielleicht auch deshalb schlecht fühlst, weil du von anderen gern ein positives Feedback erhalten möchtest und oft dazu neigst, dich zu verbiegen oder zu verstellen, weil du dir eine positive Reaktion von der Außenwelt erhoffst. Ich weiß, dass es sehr schwer ist und mitunter ein jahrelanger Prozess, zu erkennen, dass es ausgesprochen wohltuend sein kann, sich nicht abhängig von den Urteilen anderer Menschen zu machen. Oft ist es nicht einmal das Feedback selbst, was uns schmerzt oder erfreut. Nein, meist nähren diese Worte nur das, was ohnehin schon vorhanden war. So unterstützt ein positives Feedback die Meinung, die wir von uns haben. Worte dagegen, die wir eher als negativ wahrnehmen, reißen jedoch mitunter Wunden auf, die bereits im Vorfeld da waren.

Aber lass dir eins gesagt sein: Weder das eine noch das andere hat irgendetwas mit dir, deiner Liebenswürdigkeit oder deiner Leistungsfähigkeit zu tun. Du selbst bist der Regisseur in deinem eigenen Leben. Lass dir die Zügel nicht aus der Hand nehmen, sondern gestalte dein Leben genauso, wie du es dir wünschst. Du hast einen Chef, der dich ständig korrigiert, meckert, einfach nie zufrieden ist mit dir und deiner Leistung? Nun, es hat mit dir nichts tun. Möglicherweise gibt es in einer anderen Firma einen Chef, der total zufrieden ist mit deiner Leistung, mit deiner Bereitschaft, mit der Qualität deiner Arbeit. Beide Chefs schöpfen die Wahrnehmung deiner Leistung und deiner Person aus ihrem ganz eigenen persönlichen Erfahrungsschatz. Wichtig ist, dass du mit dir selbst, deiner Person, deiner Leistung etc. im Einklang bist.

[27]Zitat nach: Don Miguel Ruiz: Die vier Versprechen. Ein Weg zur Freiheit und Würde, S. 60, 11. Auflage 2018

Gesunde Lebensführung

Es gibt vielfältige und sehr unterschiedliche Formen, wie man sein eigenes Körperbewusstsein stärken kann. An dieser Stelle sei gleich vorweggenommen, dass in einem Ratgeber unmöglich alle Varianten aufgezählt werden können und auch, dass womöglich nicht alle der hier vorgestellten Methoden für jeden Betroffenen hilfreich sind. Doch bin ich fest davon überzeugt, dass es sich lohnt, die eine oder andere Methode auszuprobieren und eventuell als festen Bestandteil in seinen Alltag zu integrieren. So simpel und schlicht die hier dargestellten Empfehlungen auch klingen mögen, so effektiv sind sie in ihrer Anwendung. Es liegt an dir, die ersten Schritte in Richtung Heilung zu unternehmen.

Gleich zu Beginn erwähne ich die Tragweite einer gesunden Lebensführung für dich und dein Leben. Wir wissen alle, wie wichtig eine gesunde Lebensführung für unsere Lebenserhaltung ist, aber auch, um energiegeladen und kraftvoll unseren Alltag zu meistern, und trotzdem haben wir alle unsere Laster oder Schwachstellen, die uns daran hindern, konsequent dabeizubleiben. Eine gesunde Lebensführung hat immer auch viel mit Achtsamkeit und Selbstliebe zu tun. Etwas, das einer Vielzahl von gestressten und mit ihrem Leben überforderten Menschen verloren gegangen ist.

Noch immer ist zu wenig wissenschaftlich fundiertes Wissen über das Burnoutsyndrom vorhanden, doch insbesondere in der ganzheitlichen Medizin wird momentan vermehrt ein Zusammenhang von Stoffwechselprozessen und Burnout hergestellt.

Menschen, die unter Dauerstrom stehen und aufgrund dessen über abgespeckte Ressourcen verfügen, neigen häufig dazu, ihren Energiehaushalt durch kurzfristige Energielieferanten aufzufüllen.

Sie essen stark zucker- und kohlehydratreiche Kost, sie neigen zu Fastfood, weil sie keine Zeit zum Kochen haben oder weil sie sich selbst so wenig wertschätzen, dass sie ihren Körper zwar mit Essen versorgen, aber ihn nicht mit dem versorgen, was er braucht. Der Mensch isst, aber er nährt sich nicht mehr. Der Betroffene geht mit sich selbst nicht fürsorglich um. Mitunter wirft er sogar seinem Umfeld vor, sich nicht genug um ihn zu kümmern, dabei hat er längst aufgehört, sich um sich selbst zu sorgen.

Es gibt aber auch jene Menschen, die durch Stress einer Appetitlosigkeit verfallen. Sowohl jene, die nicht mehr essen, als auch jene, die ungesund essen, haben auf Dauer eines gemeinsam: Ihr Körper erleidet einen Nährstoff-, Vitamin- und Mineralienmangel.

Ausgebrannte Menschen oder Menschen, die unter einer ständigen Überlastung leiden, haben Stress. In einer solchen Lebensphase schüttet der menschliche Körper Stresshormone wie Cortisol, Adrenalin und Noradrenalin aus, die den Blutzuckerspiegel erhöhen und Eiweiße abbauen. Bedingt dadurch wird Insulin freigesetzt und im Körper finden Prozesse der Übersäuerung statt. Langfristig schwächt dies das Immunsystem immens. Der Mensch wird krank. Dies scheint zunächst im Widerspruch zu stehen mit Grönemeyers oben erwähntem Artikel „Stress kann auch ein Segen sein“, der von den Immunsystem förderlichen Eigenschaften von Stress handelt, ist es aber nicht. Grönemeyer spricht in seinem Artikel von jenen Menschen, die durch den Stress beflügelt werden, weil sie für die Sache, der sie sich widmen, brennen. In solchen Situationen entfalten die ausgelösten Stresshormone durchaus ihren Nutzen. Menschen, die etwas mit Leib und Seele tun, empfinden ihre Tätigkeiten aber auch nicht als belastend oder stressig und neigen deshalb auch nicht dazu, sich einer ungesunden Lebensführung zu unterwerfen.

Um deinem Körper also mit der Liebe und Achtung zu begegnen, die er verdient hat, ist es notwendig, dass du ihn mit ausreichend Vitaminen, Nährstoffen und Mineralien versorgst, die ihm dabei helfen, das stoffwechselbedingte Ungleichgewicht aufzuheben. Denn die Neigung zu fettiger, zuckerhaltiger und ungesunder Ernährung in den Hochphasen des Stresses hilft dem Körper zwar sehr kurzfristig, um ihm einen energetischen Kick zu verschaffen, langfristig betrachtet verschlimmert man dadurch jedoch seinen Zustand.

Aus diesem Grund ist es wichtig, deinem Körper mit Liebe zu begegnen, und eine gute ausgewogene und nährstoffreiche Ernährung ist eine Streicheleinheit von innen. Zu den Komponenten einer gesunden Ernährung zählen aber nicht nur ausgewogene Lebensmittel, sondern vor allem auch die Art des Essens. Isst du schnell mal zwischendurch? Im Auto, während du die Kinder von A nach B fährst? Wie viel Zeit gestehst du dir und deinen Mahlzeiten zu? Ist der Fernseher, das Radio an, organisierst du nebenbei via WhatsApp oder Telefon die Termine der kommenden Tage?

Mach dir das Essen zu einem Erlebnis aus Genuss und Sinnlichkeit. Dies beginnt bereits beim Einkaufen und endet schließlich beim Kauen. Genieße diese Zeit und Ruhe mit dir selbst oder auch als gemeinsame Zeit mit der Familie, die eben nicht nur Essen bedeutet, sondern auch gemeinsames Kochen, gemeinsames Tischdecken, gemeinsames Essen, gemeinsames Abräumen. Eine gemeinsame Mahlzeit trägt ganz viel zur vielgepriesenen *Quality time* bei.

Zu einer gesunden Lebensführung gehört nicht nur Essen. Nahrung ist ein Baustein in einer Vielzahl an Elementen, die zu einer gesunden Lebensführung beitragen.

Weitere Kriterien einer gesunden Lebensführung sind folgende:

- ausreichend Schlaf
- ausreichend körperliche Bewegung
- Verzicht auf Suchtmittel wie Nikotin, Kaffee, berauschende Drogen oder Alkohol
- Lass auf Anspannung stets Entspannung folgen.

Neben den Aspekten der gesunden Lebensführung gibt es verschiedene Methoden und Ansätze, die ebenfalls die körperlichen Symptome deiner Erschöpfungsproblematik lindern oder im besten Fall heilen können. So widme ich mich im weiteren Verlauf des Buches verschiedenen Techniken aus den Bereichen Entspannung und Körperbewusstsein, die gut angewandt eine ganzheitliche Wirkungsweise entfalten können.

Achtsamkeit/ achtsamkeitsbezogene Verfahren

„Wenn du dein Leben so erfüllt und glücklich leben möchtest, wie es geht, dann sei dort, wo es stattfindet: Im Hier und Jetzt.“

Doris Kirch

Achtsamkeit ist DAS große Thema in Bezug auf eine erfolgreiche Behandlung des Burnoutsyndroms. Zum einen schließt es das gesamte Leben der betroffenen Person ein, zum anderen ist es durch seine kleinschrittigen Handlungsansätze in das Leben eines jeden Menschen integrierbar. Und das Beste: Du kannst gleich hier und jetzt damit beginnen. Achtsamkeit ist en vogue, ein Trend, der in nahezu allen Lebensbereichen an Bedeutung gewinnt. Das Multitalent steht für eine Steigerung subjektiv empfundener Lebensqualität, was einen Zuwachs an Zufriedenheit und Lebensfreude verspricht.

Achtsamkeit hat eine sehr lange Tradition in der fernöstlichen Welt und kommt wie so viele heilsame Methoden aus der Welt der Buddhisten. Der Molekularbiologe Jon Kabat-Zinn, selbst Schüler des Zen-Buddhismus, legte den Grundstein für die zeitgemäße und moderne Achtsamkeitspraxis unserer westlichen Kultur[28].

Auch in der Psychologie und in der Physiotherapie nimmt das Thema der Achtsamkeit einen immer bedeutsameren Platz ein. So werden in den eben genannten Disziplinen der Psychologie und der Physiotherapie verschiedene Ansätze wie Mindfulness based psychotherapies, kurz MBT, Mindfulness-based stress-reduction, kurz MBSR, Mindfulness-based cognitive therapie, kurz MBCT oder auch die Akzeptanz- und Commitment-Therapie (ACT) mit Erfolg angewendet. Mittlerweile gibt es bereits mehrere wissenschaftliche Studien, die die Wirksamkeit achtsamkeitsbezogener Therapien belegen[29] . Bereits Ende der 70er Jahre entwickelte Jon Kabat-Zinn, der zu dieser Zeit an der University of Massachusetts lehrte, die Mindfulness-based stress-reduction (MBSR)-Methode als einen Ansatz des medizinisch-therapeutischen Achtsamkeitstrainings. Ganz ohne spirituelle Grundhaltung. So finden Achtsamkeitstrainings mittlerweile in ganz klassischen verhaltenstherapeutischen Verfahren eine erfolgversprechende Anwendung.

Was aber genau versteht man unter Achtsamkeit bzw. Mindfulness?

---

[28]Vgl. www.planet-wissen.de/gesellschaft/psychologie/achtsamkeit/index.html
[29]Anderssen-Reuster, U.: Achtsamkeit in Psychotherapie und Psychosomatik, Haltung und Methode, Schattauer, 2011

Unter Achtsamkeit und Mindfulness ist im Grunde eine Einstellung gegenüber dem Leben gemeint. Es geht vordergründig um eine gleichmütige, offene und akzeptierende Einstellung den Emotionen und Gedanken gegenüber. Innerhalb dieser Strategie werden sowohl Gedanken und Gefühle, aber auch körperliche Symptome bzw. Wahrnehmungen eingeschlossen. Alles, was wahrgenommen wird, erfährt keinerlei Bewertung durch den empfindenden Menschen, sondern wird genauso akzeptiert bzw. angenommen, wie es ist. Alles darf so sein. Wie oft bist du im Hier und Jetzt? Wie oft befindest du dich wirklich in dem gerade stattfindenden Augenblick? Ist es nicht vielmehr so, dass du beispielsweise beim morgendlichen Zähneputzen noch etwas anderes nebenbei tust, z. B. Wäsche abhängen, dem Kind die Haare kämmen, die Terminplaner checken? Oder du ertappst dich dabei, wie deine Gedanken wieder in der Vergangenheit sind, um sie Revue passieren zu lassen? Warum? Du kannst die Vergangenheit nicht mehr ändern. Oder aber du bist mit deinen Gedanken bereits in der Zukunft, in der du auf verbesserte Bedingungen hoffst?

Achtsamkeit bedeutet, sich der Gegenwart, dem gegenwärtigen Moment mit seiner ganzen Aufmerksamkeit zuzuwenden, ihn anzunehmen. So wie er ist.

„Achtsam handelt, wer sich voll und ganz dem zuwendet, was er gerade macht bzw. was gerade passiert, ohne die Geschehnisse oder Gedanken zu bewerten.“[30]

Ausgehend davon, den Moment so zu nehmen, wie er ist, also sich des gegenwärtigen Augenblicks stets bewusst zu sein, lässt das den Geist langfristig ruhig werden. Dies trägt ganz entscheidend dazu

---

[30] Vgl. www.achtsamkeit-lernen.de/was-ist-achtsamkeit/index.php

bei, dass sich der Stress und damit die subjektiv empfundene Überlastung reduzieren lässt.

Achtsamkeit ist etwas, dass man sehr gut selbst lernen kann, auch wenn mitunter Geduld gefragt ist, aber das, was dich dabei erwartet, ist alle Mühe wert. Strategien der Achtsamkeit bzw. achtsamkeitsbezogene Handlungsabläufe, eingebettet in deinen Alltag, verhelfen dir zu Ruhe und Gelassenheit. Sie eröffnen dir einen neuen Blick auf dein Leben, einen Blick, der dir Abstand zu belastenden Dingen verspricht. Wenn du es schaffst, dich darauf einzulassen. Da diese Methode jedoch außerordentlich erfolgreich ist – sowohl wenn es darum geht, Situationen der Überlastung vorzubeugen, als auch, wenn es darum geht, einen heilsamen Umgang in die Wege zu leiten – haben sich mittlerweile auch Psychotherapeuten, Heilpraktiker und Physiotherapeuten dazu entschlossen, überlasteten Patienten Ansätze der Achtsamkeit zu vermitteln.

Auch viele der hier vorgestellten Handlungsansätze und Lösungsstrategien beruhen auf dem Prozess der Achtsamkeit. So zum Beispiel die Selbstliebe, Wertschätzung, Empathie, ein gesunder Lebensstil, Entspannungsmethoden etc. Alle vereinen im Grunde einen achtsamen Umgang mit sich selbst.

Wer es also schafft, achtsam zu leben bzw. sich selbst, seinem Leben und den damit verbundenen Situationen mit Achtsamkeit zu begegnen, wird bemerken, dass sein eigenes, subjektiv empfundenes Lebensglück, seine Fröhlichkeit und seine Lebensfreude, seine Lebensenergie und seine Gefühle bzw. Gedanken nicht von äußeren Bedingungen und Beschaffenheiten abhängig sind. Durch einen achtsamen Umgang mit sich selbst geht man einen zentralen Schritt in Richtung Heilung, denn man geht in eine tiefe und innige Beziehung zu sich selbst. Bedingt dadurch entsteht etwas, dass es dem Betroffenen erlaubt, auch in Phasen der Krisen oder stressigen Momenten mit sich selbst und seinen inneren Ressourcen im Einklang zu sein.

Ein Leben in Achtsamkeit hat laut dem Deutschen Fachzentrum für Achtsamkeit ganz unterschiedliche Auswirkungen. Zum einen erlangt der Betroffene ein klares Verständnis hinsichtlich seiner eigenen Person und in Bezug auf sein eigenes Leben; er kann wieder einen neuen Zugang zu seinen eigenen Ressourcen finden und es schaffen, Grenzen zu setzen und zu erweitern, er kann seinen Geist beruhigen und stabilisieren, er ist zunehmend in der Lage, sich psychisch-emotionalen Belastungen zu stellen, und er wird zu mehr Gleichgewicht, Stabilität, Souveränität und Lebensfreude finden. Durch einen achtsamen Umgang mit sich selbst können negative Gefühle und Gedanken in sinnvollere Kanäle gelenkt werden, der Betroffene wird geduldiger mit sich selbst und kann sowohl die eigenen Bedürfnisse als auch die eigenen Grenzen besser akzeptieren und anderen gegenüber artikulieren. Hilfreiche Methoden, um achtsam mit sich selbst zu sein, können zunächst geführte Meditationen oder Fantasiereisen sein, aber auch Entspannungsverfahren wie Yoga, Qigong, progressive Muskelentspannung usw. Vielleicht findest du an dem Ort, an dem du lebst, Kurse, die Achtsamkeit lehren oder Menschen, die dir mit Hilfe geführter Meditationen oder auch Fantasiereisen deinen Weg zu mehr Achtsamkeit lehren. Wenn dir nicht nach Gesellschaft ist und du es aber trotzdem ausprobieren möchtest, dann nimm dir CDs oder auch YouTube-Kanäle zur Hand. Auch dort findest du ein vielfältiges Angebot an heilenden Clips. Empfehlenswert sind die Kanäle von Ohrinsel, Mojo, Veith Lindau, Bodo Deletz u.v.a.. Probiere am besten unterschiedliche Videos aus, um das für dich geeignete Medium zu finden.

Zusammengefasst lässt sich also festhalten, dass Achtsamkeit eine besondere Form der Aufmerksamkeit, einen klareren Zustand deines eigenen Bewusstseins, bedeutet.

Wie jedoch kannst du achtsam mit dir umgehen?

Nun, zunächst kannst du es mit ganz kleinen Übungen versuchen. Stell dich hin, schließe deine Augen und atme mehrmals tief ein und aus. Achte dabei auf deinen Atem, was macht er mit dir? Wölbt sich dein Bauch? Schmeckst du die frische Luft, merkst du, wie sie dich nährt und für deinen Lebensfluss sorgt? Du kannst auch zwischen dem Ein- und Ausatmen zwei Sekunden die Luft anhalten und nachspüren, wie sich dies anfühlt. Schon allein die Konzentration auf deinen Atem hilft dir dabei, dich dem Augenblick zu widmen und nicht mehr in deinen gedanklichen Dramen und Hoffnungen zu versinken. Du kannst aber auch deine Aufmerksamkeit deinen Füßen widmen. Wie fühlen sich die Stellen deines Körpers an, mit denen du den Boden berührst. Schmerzen sie, geht es ihnen gut? Nimm das, was du fühlst, so an, wie es ist, ohne eine Bewertung zu treffen. Alles darf so sein, wie es ist.

Eine andere Methode findest du im achtsamen Essen. Nimm dir ein Stück Schokolade oder eine Erdbeere, nimm sie mit all deinen Sinnen wahr, genieße diesen Augenblick. Wie fühlt sie sich an? Wie riecht sie? Wie schmeckt sie? Gib dir Mühe, sie mit allen Sinnen zu erforschen, versuche sie so langsam wie möglich zu essen. Gib dir Zeit. Achtsames Essen findet meist in Stille statt. Lass die Stille um dich herum wirken und du wirst merken, was für eine Wohltat eine Mahlzeit für dich sein kann. Wie oft sitzen wir am Esstisch mit der Familie und breiten dort alles aus, Termine, Sorgen, Freudvolles. Wir merken oft gar nicht mehr, was wir essen, wie viel wir essen und auch nicht, wonach es schmeckt. Wir haben es schlichtweg verlernt, den Prozess des Essens zu spüren, uns diesem wohltuenden, uns nährenden Augenblick hinzugeben. Wir nehmen zwar die Nahrung auf, aber wir haben die Botschaft des WIR NÄHREN UNS vergessen. Nimm dir also alles, was du dazu brauchst. Nahrhafte Zutaten, Zeit und Momente der Stille.

Achtsamkeit ist auch innerhalb der Kommunikation mit Freunden, Familie und Arbeitskollegen möglich und auch notwendig. Faktoren, die letztlich den ein oder anderen so in Stress versetzen, dass sie zu erschöpfen drohen, kann man mit einer achtsamen Kommunikation, die mit einem vorurteilsfreien Zuhören beginnt, vorbeugen. Marshall Rosenberg sagte einmal: „Wenn du dir das Leben schwer machen willst, dann denke schlecht über andere und beschwere dich."[31]

Fang jetzt damit an. Gehe raus an die frische Luft und versuche, dich auf die Geräusche zu konzentrieren, die dich umgeben. Was ist zu hören? Vogelgezwitscher? Vorbeifahrende Autos? Das Laub unter deinen Füßen? Das Knistern deiner Hosen? Hörst du die Bienen summen? Was riechst du? Ich bin mir sicher, du wirst sehr erstaunt darüber sein, was dir in der letzten Zeit alles verborgen geblieben ist.

Traditionelle Chinesische Medizin (TCM)

Sowohl präventiv als auch bei fortgeschrittenem Burnout können Behandlungsmethoden der Traditionellen Chinesischen Medizin hilfreich sein, um durch eine ganzheitliche Betrachtung des Menschen sowie der sehr schonenden Behandlungsweise dem Patienten Linderung zu verschaffen. Bei den Methoden der Traditionellen Chinesischen Medizin werden vorwiegend Akupunktur, Kräuterteemischungen und Chi Nei Tsang, eine traditionelle Massagetechnik, angewandt, um Körper und Geist zu

[31] Vgl. dfme-achtsamkeit.de/achtsame-kommunikation-im-arbeitsalltag/

heilen bzw. um eine gewisse Reinigung des eigenen Lebens anzuregen. Dies bedeutet letztlich, dass gerade dieses Ungleichgewicht zwischen Stress/ Überforderung und Regeneration, welches für Burnout-Betroffene symptomauslösend ist, eine Reinigung durch Methoden der Traditionellen Chinesischen Medizin erfährt. Die TCM kann den Patienten schließlich dabei unterstützen, herauszufinden, was ihm für eine Heilung nützlich ist und was nicht.

Eine wichtige Behandlungsmethode innerhalb der TCM ist wie bereits erwähnt in der Akupunktur zu suchen. Im Folgenden stelle ich dir eine Anwendung vor, die auf den Wirkungsmechanismen der TCM beruht und die du jederzeit auch alleine und zu Hause durchführen kannst.

Akupressur/Akupunktur

Eine mögliche Methode, sich selbst und seinen Körper wieder etwas deutlicher zu spüren, um letztlich zu erreichen, dass man Alarmsignale besser wahrnimmt und helfend eingreifen kann, ist das Anwenden einer Akupressurmatte, deren Wirkung auf der traditionellen chinesischen Medizin beruht. Eine solche Matte kannst du im Internet bestellen oder auch in Geschäften kaufen, die mit Reha-Utensilien handeln. Auf einer Akupressurmatte befinden sich mehrere 1000 Spitzen, die in einer Art Blume auf einem Baumwollbezug mit Füllung angebracht sind. In der traditionellen chinesischen Medizin geht man davon aus, dass der Körper von verschiedenen Meridianen, sprich Bahnen, die deine Energie leiten, durchzogen wird. Durch diese Meridiane läuft die Lebensenergie. Wenn du also vom Burnout betroffen bist, kann es sein, dass dein Energiefluss gestört ist und die Verspannungen sowie der Stress und die Belastungen, die du empfindest, eine Folge dieses Energiestaus ist. Da auf diesen Meridianen zahlreiche

Akupunkturpunkte sind, die mit Druck, also der Akupressur behandelt werden können, ist es möglich, dass sich Blockaden lösen und deine Energie wieder frei fließen kann.

Du kannst dich an- oder ausgezogen mit dem Rücken auf eine solche heilsame Matte legen, die Augen schließen und in die wohltuende Welt deiner Tagträume hinabtauchen. Eine andere Möglichkeit ist es, dich mit nackigen Füßen auf die Spitzen der Matte zu stellen und dich ganz dem Gefühl, dass du dabei spürst, hinzugeben.

Aber auch die klassische Form der Akupunktur kann dabei helfen, dich zu entspannen, deinem Körpergefühl etwas Gutes zu tun und dich wieder mehr zu fühlen.

Yoga

Heute ist Yoga in aller Munde und ein jeder hat zumindest schon einmal davon gehört oder es selbst ausprobiert. Yogastudios sprießen wie Pilze aus dem Boden und das Angebot der Yogalehrer ist immens. Ein Grund dafür liegt in einem neuen Bewusstsein für den Umgang mit Situationen oder Phasen, die uns in Stress versetzen oder uns gar überfordern. Wer dann einmal zu den Praktiken des Yogas gefunden hat, weiß deren wohltuende Wirkung auf Körper und Geist zu schätzen. Nicht selten bleibt er und setzt Yoga vor allem als eine präventive Maßnahme ein, um mit sich selbst und der Welt im Einklang zu sein.

Yoga als eine uralte indische Lehre, die eher eine philosophische, ganzheitliche und bisweilen spirituelle Grundhaltung bedeutet als eine moderne Sportart, kann aber auch jenen Menschen zu neuem Lebensmut verhelfen, die ihre Ressourcen aufgebraucht haben und eine ausgeprägte Symptomatik der Erschöpfung vorweisen.

Yoga dient in erster Linie dazu, sich zu fokussieren oder die eigene Aufmerksamkeit so zu bündeln, dass die körperliche und die mentale Ebene eine gesundheitsfördernde Verbindung miteinander eingehen. Yoga ist jedoch mehr als das und bedeutet vor allem auch eine Lehre aus Weisheit und Moral. Es gibt sehr viele unterschiedliche Techniken im Yoga und jeder ist dazu eingeladen, für sich selbst herauszufinden, welche Technik hilfreich ist. Manche mögen eher schnellere Bewegungsabläufe, andere bevorzugen einen eher meditativen Stil. So gibt es Hatha-Yoga oder auch das Benefit-Yoga[32], welches Gesundheit und Lebenspraxis integriert und seinen Schwerpunkt auf eine ganzheitliche Vorgehensweise legt, in der Elemente der Achtsamkeit mit dem eigenen Körper und Geist zentrale Punkte sind.

Die wichtigsten Aspekte dieser besonders achtsamen und entschleunigenden Yogatechnik beruhen auf Präsenz, Harmonisierung von Körper, Atmung und Geist sowie Self-Empowerment. Aus meiner Sicht eine absolut geeignete Form, einem Burnout vorzubeugen oder die Heilung anzukurbeln, denn der erschöpfte Mensch lernt mit Hilfe von Achtsamkeit und Konzentration sein eigenes Bewusstsein so zu steigern, dass der Abbau von Belastungsmustern und unnötigem, d.h. negativ besetztem Stress möglich wird. Das Hauptaugenmerk dieser ganzheitlichen Methode liegt darin, eigene Spannungsmuster aufzudecken und in eine gesundheitsfördernde Haltung sich selbst gegenüber umzuwandeln. Das erlaubt dem Durchführenden das Erleben, im Moment zu sein, den Augenblick so zu akzeptieren, wie er ist, ohne ihn zu bewerten.

---

32 Vgl. https://www.wegdermitte.de als Vorreiter des Benefit-Yoga. Dieser heilsame Ort eignet sich insbesondere für kleine Auszeiten mit sich selbst.

Vielleicht hast du Lust, mal eine Yogastunde auszuprobieren und die heilsame Wirkung zu spüren, die Yoga, sofern man sich darauf einlassen kann, entfalten kann.

Eine weitere Methode, ebenfalls aus den fernöstlichen Ländern stammend, um sich und seine eigene Mitte wiederzufinden bzw. sich zu fokussieren, findet sich in den unterschiedlichsten Formen der Meditation, die ich dir im Folgenden vorstellen werde.

Meditation

Eine Meditation, die man geführt oder auch mit sich allein ausüben kann, ist eine in vielen unterschiedlichen Religionen und Kulturen angewandte Praxis mit einem Hang zu spirituellen Elementen. Im Grunde geht es den Vertretern der Meditation darum, dass sich der Geist durch vielfältige Achtsamkeits- und Konzentrationsübungen beruhigt und sammelt. Es geht also wie beim Yoga um Fokussierung und Bewusstseinserweiterung.

So wird davon ausgegangen, dass Menschen, die regelmäßig meditieren, ruhiger, entspannter und gelassener sind. Die Techniken der Meditation sind sehr unterschiedlich und am Ende immer eine Geschmacksache. Dem einen gelingt es gut, beim Gehen oder Tanzen zu meditieren, der andere braucht absolute Ruhe und schafft es nur, sich im Sitzen oder Liegen vollkommen von seiner Gedankenwelt zu lösen. Es gibt aber auch Methoden wie das meditative Singen von Mantras oder auch das Einlassen auf geführte Meditationen, entweder in einer Gruppe mit anderen zusammen oder in Form von Hörbüchern. Solltest du diese Variante für dich auswählen, sind auf YouTube[33] zahlreiche Meditationen zu unterschiedlichen Themen zu finden.

---

[33]Besonders empfehlenswert sind die Meditationen von dem Kanal Ohrinsel oder auch von Bodo Deletz

Wer mit der Meditation beginnt, wird zunächst feststellen, dass es schwierig sein kann, sich darauf einzulassen. Aber, es kann wirklich jeder lernen, der offen genug ist, etwas auszuprobieren, dass ihm möglicherweise langfristig von großem spirituellem Nutzen sein wird. Meist beginnt man damit, sich auf den eigenen Atem zu konzentrieren und dies so lange fortzusetzen, bis alle aufziehenden Gedanken weiterziehen. Alles darf sein und gleichzeitig gehen, denn der Moment der Meditation gehört nur dir. Wann du meditieren willst, ist dir überlassen. Meditation soll dir guttun und nicht für zusätzlichen Stress sorgen. Manche Menschen lieben es, morgens zu meditieren, andere meditieren vorm Schlafengehen oder während der Mittagspause. Du entscheidest, ob, wann und wie lange es für dich gut ist.

Am Anfang kann es dir schwerfallen, dich so zu konzentrieren, dass dein Kopf so gut wie leer ist, aber je häufiger du es übst, umso leichter wird es dir fallen und umso tiefer wird deine Entspannung sein. Es gibt ein paar Möglichkeiten, Meditation zu lernen, wie zum Beispiel durch die klassische Atemmeditation, bei der du dich einfach auf den eigenen Atem konzentrierst und das wahrnimmst, was da ist. Fühle deinen Atem, wie er durch deinen Körper strömt und jede deiner Zellen mit Sauerstoff versorgt. Eine weitere Meditationsart ist das Visualisieren, indem du ausschließlich die Kraft deiner Vorstellung benutzt. Du kannst dir beispielsweise einen Ort vorstellen, an dem du dich wohlfühlst und dort zu neuen Kräften findest. Aber auch mit Hilfe von Affirmationen, also kurzen Sätzen, die du dir immer selbst vorsagst, kannst du dich in Meditation begeben, du kannst die Aufmerksamkeit auf deinen Körper lenken und du kannst dich erden, indem du dich auf all jene Körperstellen konzentrierst, die in der Haltung, in der du meditierst, den Boden berühren.

Entscheidend ist bei der Meditation der Gedanke daran, sich auf eine andere Ebene des Seins zu begeben und dort die heilsame Wirkung dieser Methode zu entfalten. Sollte es dir schwerfallen, dich selbst in Meditation zu begeben, dann kannst du es mit geführten Meditationen oder Phantasiereisen auf YouTube beispielsweise probieren.

Mittlerweile ist die Meditation auch im Gesundheitswesen als eine komplementäre Behandlungsmethode anerkannt.

Progressive Muskelentspannung

Unter der progressiven Muskelentspannung, deren Begründer der amerikanische Physiologe Edmund Jacobson war, ist ein Entspannungsverfahren zu verstehen, welches zum einen relativ leicht anzuwenden ist und welches auf dem Prinzip beruht, dass eine Entspannung von bestimmten Muskelgruppen auf andere Muskelgruppen übertragbar ist. Dadurch erfolgt schließlich Entspannung für den gesamten Körper. In Folge dieses Verfahrens kann der Blutdruck sinken, die Atmung wird insgesamt ruhiger und der Pulsschlag reduziert sich.

Die einzelnen Übungen können sowohl im Liegen als auch in einem bequemen Sessel durchgeführt werden. Jeder Ort, der dir zur Entspannung dient, ist ein guter Ort. Im Grunde erfolgt die Anwendung so, dass du mit einer Muskelgruppe beginnst und diese schrittweise erweiterst. Du spannst also zunächst eine Muskelgruppe an, hältst diese Spannung ein paar Atemzüge lang und lässt dann bewusst los. So kannst du beispielsweise mit den Füßen beginnen, dich dann über die Waden zur Oberschenkel- und Pomuskulatur hocharbeiten, bis du schließlich am Kopf, also Nacken und Gesicht, angekommen bist. Während der Durchführung richtet sich deine

Aufmerksamkeit auf die Empfindungen, die du während der angespannten und entspannten Muskeltätigkeit fühlst.

Diese Methode lehrt dich zum einen, dich zu fokussieren, d. h. dich auf den bewussten Prozess der Anspannung und Entspannung zu konzentrieren, also ganz bei dir selbst zu sein. Sie hilft dir auch, zeitnah zu spüren, wie sich angespannte und entspannte Muskulatur anfühlt. Probiere es aus. Wenn es dir schwerfällt, dich in Eigenregie darauf einzulassen, dann kannst du dir auch eine CD einlegen oder dich mit Hilfe einiger YouTube-Videos anleiten lassen. Wichtig ist nur, dass du beginnst.

Autogenes Training

Das Prinzip des Autogenen Trainings, was eine Art der Selbsthypnose bedeutet, die vor allem auf den Mechanismen der Suggestion beruht, kann ebenfalls eine Form der Entspannung sein. Mit Hilfe der Suggestionen sollen vegetative Funktionen des Körpers in einen tiefen Zustand der Ruhe gleiten. Die Entspannung erfolgt über den Weg deiner Gedanken.

Das Autogene Training ist ein imaginatives Verfahren, also eines, welches über die Vorstellungskraft deiner Gedanken gesteuert wird. Es gibt verschiedene Übungen dazu, die du unter Anleitung, aber auch in Eigenregie durchführen kannst. Am besten legst du dich hin oder setzt dich in einen bequemen Sessel. Ganz so, wie es sich für dich richtig anfühlt. Dann beginnst du dich auf eine bestimmte Sache zu konzentrieren und sagst zu dir: Meine linke Hand ist ganz warm. Diesen Satz wiederholst du entweder laut oder auch still so lange, bis die Wärme in deiner Hand zu spüren ist. Du kannst natürlich in den Suggestionen jederzeit variieren. Weitere Möglichkeiten sind: Meine Beine sind ganz schwer. Mein Herzschlag geht ruhig und langsam. Mein Körper ist ganz entspannt usw. Auch ist dazu im Internet eine große Vielfalt an kostenfreien Übungsvideos zu finden.

Aktives Stressbewältigungstraining

Eine weitere Möglichkeit, der Überlastungssituation entgegenzuwirken, ist innerhalb einer aktiven Stressbewältigung zu finden, indem man entweder selbst aktiv wird oder sich einem Verfahren anschließt, welches aktives Stressbewältigungstraining anwendet. In Fachkliniken, Tageskliniken, Selbsthilfegruppen oder anderen therapeutischen Einrichtungen findet diese Methode häufig Verwendung. Oftmals handelt es sich in der Praxis des Stressbewältigungstrainings um Gruppenangebote, bei denen ein gewisses Potenzial an Selbstreflexion, Eigensteuerungskompetenz und Gruppenfähigkeit vorausgesetzt wird. Die Ergebnisse des Stressbewältigungstrainings kann man letztlich aber selbst aktiv in seinen Alltag einbeziehen.

Beim Stressbewältigungstraining geht es immer um Ressourcenorientierung. Das heißt, dass der therapeutische Ansatz im Grunde immer an den individuellen Kompetenzen der Teilnehmer ansetzt. Es geht also zunächst darum, danach zu schauen, was der Einzelne mitbringt. Die bereits vorhandenen Ressourcen sollen erkannt, ausgebaut und gestärkt werden. Das Stressbewältigungstraining dient aber auch dazu, konkrete und alltägliche Stresssituationen der Teilnehmer gemeinsam zu analysieren, Stressoren zu markieren und Strukturen zu finden, die es möglich machen könnten, die Lebenssituation zu entlasten. Durch den objektiven Blick auf eine konkrete Belastungssituation lässt sich oft erkennen, was letztlich Stress auslöst.

Ziel eines aktiven Stressbewältigungstrainings ist es, den Betroffenen Lösungsansätze oder Strategien zur Bewältigung mit auf den Weg zu geben, welche die Handlungskompetenz des Einzelnen stärken und die Möglichkeiten, Stress zu minimieren oder Überlastung zu vermeiden, erweitern. Die gemeinsam in der Gruppe erarbeiteten Methoden sollen möglichst alltagstauglich sein, so dass der Betroffene sie jederzeit aktiv und selbstständig anwenden kann.

Wie bereits erwähnt handelt es sich bei einem Stressbewältigungstraining um ein Angebot, welches meist im Rahmen einer Gruppe stattfindet. Eine Form des Stressbewältigungstrainings (SBT) wurde von Dr. Matthias Hammer[34] entwickelt und setzt als störungsübergreifendes Gruppenprogramm verschiedene Ziele bei der Unterstützung von psychisch erkrankten Menschen. So werden innerhalb des SBTs die daran teilnehmenden Menschen für ihr persönliches optimales Belastungsniveau sensibilisiert. Bedingt dadurch können sie folglich ihr Handeln besser daran ausrichten. Es trägt dazu bei, Überforderungs- und Unterforderungssituationen zu vermeiden sowie einen heilsamen Ausgleich zwischen Aktivierung und Entspannung zu finden. Während des SBTs erarbeiten sie gemeinsam mit den anderen Teilnehmern individuelle Strategien zur Alltags-, aber auch zur Krisenbewältigung. Dabei sollen sie an bereits vorhandene Kompetenzen und Strategien anknüpfen oder neue kennenlernen und ausüben. Im Falle eines sehr ungesunden Umgangs mit Stress und Krisenbewältigung erfahren die Teilnehmer außerdem einen Einsatz von konstruktiveren alternativen Verhaltensweisen. Sie nutzen dabei ganz gezielt sowohl persönliche Ressourcen als auch das meist bereits vorhandene Arbeits- und Unterstützungssystem. Außerdem erfahren sie eine Förderung ihrer individuellen Problemlöse- und Selbsthilfekompetenzen. Insgesamt kann ihr

[34]Vgl. Hammer, M., SBT:Stressbewältigungstraining für psychisch kranke Menschen, Ein Handbuch zur Moderation von Gruppen, Psychosoziale Arbeitshilfen 24, 6. Auflage 2014, Köln: Psychiatrie Verlag

positives Erleben, ihr Wohlbefinden und der Zugewinn an Lebensqualität in den Fokus ihrer Aufmerksamkeit rücken. Jeder Teilnehmer entscheidet schließlich selbst, welche Strategien und Möglichkeiten für die Bewältigung seiner ganz eigenen Stress- oder Krisensituation zu seiner speziellen Lebenswelt passt. Neben den genannten thematischen Zielen profitieren die Teilnehmenden ganz explizit von heilsamen Gruppenwirkfaktoren, denn das Teilen positiver Aktivitäten hat einen ansteckenden und mitreißenden Charakter. Die Teilnehmer lernen dabei am Modell, geben und erhalten selbst Rückmeldungen, erfahren Unterstützung und Teilnahme bei Problemen. Sie lernen schrittweise zu vertrauen und bekommen Hoffnung vermittelt.

Alle genannten Ziele tragen ein großes Potenzial in sich, die aktive Selbsthilfe und Selbststeuerung zu fördern. Das SBT ersetzt damit nicht eine vertiefende störungsspezifische Problembearbeitung, sondern tritt als eine ergänzende Maßnahme in Kraft.

Sport

Dass Sport an sich – schon allein deshalb, weil der Mensch nicht dafür gemacht ist, dauerhaft zu sitzen – eine lebenserhaltende, Ausgleich schaffende und wohlwollende Methode ist, um sowohl dem Körper als auch dem Geist zur Gesunderhaltung zu dienen, ist unbestritten. Manchmal, gerade in Phasen, in denen man sich sowieso schon belastet, gestresst und überfordert fühlt, fällt es uns jedoch schwer, den inneren Schweinehund zu überwinden, um uns aufzuraffen. Eine ungesunde Lebensführung, die uns schwer und träge fühlen lässt, trägt ebenfalls ihren leidvollen Beitrag zum Mangel an lebensbejahender und glücksbringender Bewegung. Leider, denn sportliche Aktivität ist so wichtig.

Sport ist eine der Methoden, die aktiv gegen Stress wirken, weil er deine persönliche Stressresistenz erhöht. Sportliche Betätigung ist ein Puffer und hilft dir dabei, überschüssige Energie loszuwerden bzw. umzuwandeln. Die überschüssige Energie, die trotz Erschöpfung in deinem Körper verweilt und nicht aktiv genutzt wird, äußert sich oft durch Gereiztsein, Genervtsein, lautes Fluchen usw. Auch stark zuckerhaltige und kohlehydratreiche Speisen, welche für kurzfristige, schnell bereit gestellte Energie sorgen und die man durch zu wenig Bewegung nicht aktiv verbrennt, sorgen für Unausgeglichenheit, erhöhte Reizbarkeit und Aggressivität. Da will etwas raus.

Gerade beim Sport ist man sehr oft fokussiert auf das, was man gerade jetzt tut. Ganz im Sinne der viel gepriesenen Achtsamkeitspraxis. Das hilft dir letztlich, eine gesunde Distanz zu deinen Sorgen, Problemen und Belastungen zu schaffen. Dein Körper, aber auch dein Geist gewinnt durch eine regelmäßige sportliche Betätigung an Stärke. Sport sorgt außerdem dafür, dass du wieder lernst, auf Anspannung Entspannung folgen zu lassen, Stresshormone wie Adrenalin und Cortisol bauen sich systematisch ab.

Für welche Sportart du dich entscheidest, hängt natürlich sehr von deinen Vorlieben und Fähigkeiten ab, von dem Wunsch nach Ruhe oder dem Wunsch nach Gemeinschaft. Ist dir eher nach Ausdauersport wie Radfahren, Nordic Walking oder Joggen, also Sportarten, die nachweislich Endorphine ausschütten, dann kannst du ohne großen Aufwand gleich jetzt damit beginnen. Du kannst dies allein tun oder auch mit Freunden oder in einer Gruppe. Manchmal hilft es auch, es zunächst mit kleinen Spaziergängen zu versuchen. Wichtig ist der erste Schritt und das damit verbundene

Wohlgefühl hilft dir hoffentlich, dich zum Weitermachen zu motivieren.

Aber auch Sportarten wie Fitness, Aerobic, Schwimmen, Tanzen könnten für dich geeignet sein, um einen Ausgleich zu deinem stressigen Alltag zu finden. Auch Klettern oder Standup-Paddeling sind sehr gute Sportarten, um dich aktiv zu ent- stressen. Beim Klettern bist du sehr stark auf dein Überleben fokussiert. Jeder Griff, jeder Tritt muss sitzen, damit du nicht stürzt. Außerdem musst du deinem Kletterpartner Vertrauen schenken. Beim Standup-Paddeln, einer Trendsportart, die gerade die Wassersportwelt erobert, geht es um etwas sehr Wichtiges – um das Balancehalten. Dies ist nicht nur für das Standup-Paddeln relevant, sondern auch im realen Alltag. Jeder Muskel deines Körpers trägt dazu bei, dass du dein Gleichgewicht auf dem Paddel halten kannst. Neben dem sportlichen Reiz ist das Standup-Paddeln eine ausgezeichnete Methode, um an der frischen Luft seinen Geist freizubekommen.

Damit deine sportliche Aktivität auch den erhofften Nutzen bringt, ist es wichtig, dass Sport nicht in Stress oder Fremdbestimmung verfällt und für dich ein zusätzliches belastendes Element darstellt.

Verabrede dich ausschließlich mit dir selbst. Wenn du beim Sport andere Menschen triffst, dann ist das schön. Dennoch rate ich dir davon ab, dich zu verabreden, denn dies bedeutet zwangsläufig Termindruck und Fremdbestimmung. Des Weiteren solltest du in dich gehen, wenn der Sport für dich zu einem Wettbewerbs- oder Prestigeobjekt wird. Natürlich geht es im Sport grundsätzlich auch um Wettkampf, aber in dem Augenblick, in dem du dich gerade befindest, nämlich in einem Moment, der von Überforderung und Erschöpfung geprägt ist, solltest du dich lediglich aus Gründen der Freude, des Spaßes, der Lebensqualität der sportlichen Aktivität widmen. Im Hier und Jetzt ist der Sport für dich eine Methode für eine innere Balance, einen Ausgleich, der dir dabei helfen soll, deine Lebenssituation zu bewältigen. Sollte der Sport für dich zu einem zusätzlichen Stressfaktor werden, dann hilft er dir nicht, einem Burnout präventiv zu begegnen oder deine Beschwerden zu heilen. Höre in dich hinein. Wie fühlt es sich für dich richtig an?

Qigong

Qigong zählt, ähnlich wie Meditation, Yoga oder auch die progressive Muskelentspannung, zu einer sanften therapeutischen Methode und ist als eine Art chinesische Übung zur Lebenspflege zu verstehen, die in China selbst eine Art Volksport geworden ist.

Qi Gong selbst stellt jedoch keine klassische Sportart dar, sondern beschreibt vielmehr eine Methode, in der Atem-, Bewegungs- und Konzentrationsübungen miteinander kombiniert werden. Auch innerhalb der Traditionellen Chinesischen Medizin (TCM) übernimmt das Qigong eine wichtige Rolle, in der es vordergründig darum geht, die eigene Gesundheit zu pflegen und den Fluss der Lebensenergie harmonisch aufrechtzuerhalten. Das Qi steht dabei für das Leben und Gong bedeutet so viel wie Üben.

Die Vielfalt der Übungen im Qigong orientiert sich sehr an der Natur und jede einzelne Übung entfaltet eine bestimmte Wirkung auf die persönliche Lebensenergie. Vertreter des Qigong gehen davon aus, dass die Übungen das Qi vermehren und das Leben zum Fließen bringen sollen. Durch diesen Zusammenhang werden zum einen die Gesundheit und zum anderen das seelische Gleichgewicht gestärkt.

Die klassischen Qigong-Übungen werden üblicherweise im Liegen, im Sitzen, im Stehen oder im Gehen ausgeführt.

Biofeedback

Biofeedback meint den konkreten Zusammenhang bzw. die Wechselwirkung zwischen unserem Körper und unserer Psyche und geht davon aus, dass jede Stimmung, jeder Gedanke, jeder Kontakt und jede Handlung über die Aktion der Nervenzellen eine Veränderung in der Energie bewirkt. Einige Vertreter des Biofeedbacks gehen sogar so weit, zu behaupten, dass Traumata, die unsere Vorfahren erlebt haben, in unseren Zellen gespeichert sind bzw. auf unsere Energie einen ungeahnten und bislang wenig erforschten Einfluss haben.

Das therapeutische Vorgehen beim Biofeedback versucht also, die Reaktion auf das Zusammenspiel von Körper und Seele sichtbar zu machen. Mit der Hilfe eines Biofeedbacktherapeuten kann es also gelingen, diese Reaktionen bewusst wahrzunehmen und zu behandeln. Dadurch erlernt der Betroffene, eigene Anspannungen abzubauen und einen harmonischeren Zustand zu erfahren.

Massagen

Massagen als Sinnbild wohltuender Berührung finden auch hier in diesem Ratgeber zum Thema Burnout Berücksichtigung, denn Stress, Blockaden und Verspannungen – ausgelöst durch Überforderungen und hohe Belastungen im Arbeits- und Privatleben – können dazu beitragen, dass wir krank werden. Massagen sind sehr gut dazu geeignet, chronischem Stress so entgegenzuwirken, dass man für die Dauer der Massage kurz innehält, nach innen schaut, sich besinnt und tief durchatmet.

Ganz gleich, ob du dich für eine herkömmliche Massage zum Lösen deiner verspannten Muskulatur entscheidest, für eine Lomi-Massage, eine Shiatsu-Massage, eine Thai-Massage oder eine klassische Wellnessmassage, eines haben sie alle gemeinsam: Sie helfen dir dabei, dich durch sanfte Berührungen wieder stärker selbst zu spüren. Außerdem geben sie dir ein Gefühl von Wertschätzung und Selbstliebe, wenn du dich selbst mit einem solch wundervollen Erlebnis beschenkst.

Massagen sind aufgrund ihrer ganzheitlichen Wirkung wie eine Stütze, eine Insel, ein Pfeiler, die demjenigen, der sie nutzt, dabei hilft, immer wieder neu eine tiefe Entspannung zu finden, die Lebensenergie wieder zu entfachen. Sich selbst eine Massage zu schenken ist eine Art Selbsthilfe, die man sich immer mal wieder selbst gönnen sollte.

Mit Hilfe von sanften Berührungen werden Veränderungen angestrebt, die eine entspannte und gelockerte Muskulatur zur Folge haben, die deine Muskeln kräftigen können, aber auch deine Beweglichkeit steigern. Blockaden können gelöst werden. Außerdem erfährt dein gesamter Körper eine bessere Durchblutung von Haut und Muskulatur, was ein wohliges und sinnliches Gefühl in dir auslösen kann.

Eine besonders schöne Form der Massage sehe ich in der sogenannten Klangschalenmassage, die ich dir im folgenden Kapitel vorstellen möchte.

Klangschalenmassage

Eine Klangschalenmassage kommt wie so viele andere wohltuende, unserer Seele dienenden Methoden aus dem fernöstlichen, asiatischen Raum – aus dem Tibet. Vertreter der Klangschalenmassagen sind davon überzeugt, dass der Klang der tibetischen Klangschale den Körper wieder in Einklang bringt. Durch sanftes Anschlagen einer Klangschale entsteht ein langanhaltender Ton, der das Ohr, vor allem aber die Seele berührt und fasziniert. Automatisch hält man inne und verspürt eine unglaubliche Stille. Den Fokus ganz auf diese wohltuende Kulisse aus relativ monoton klingenden Geräuschen gerichtet, tritt eine tiefe Ruhe und Entspannung ein.

Die Geräusche einer Klangschale, die mit einer Art Klöppel angeschlagen werden, sind summend, singend, manchmal schwebend. Sie gehen tief nach innen, in deinen Körper, aber auch in die Tiefe deines Bewusstseins.

Man kann die Klänge auf sich wirken lassen und erfährt eine Art Vibration in Zellen und Gewebe. Die Resonanz und der hohe Wassergehalt unseres menschlichen Körpers tragen dazu bei, dass die Klänge Vibrationen auslösen, die zu einer sanften Lockerung der Muskulatur führen. Tief im menschlichen Körper entsteht so eine sanfte Massage auf molekularer Ebene. Dadurch werden blockierte Körperteile so in Schwingung versetzt, dass sie mit den äußeren Frequenzen korrespondieren und im Anschluss daran zu ihrer eigenen, harmonischen Frequenz zurückfinden.[35]

Die Klangschalen können jedoch auch auf verschiedene Körperteile gelegt bzw. gestellt werden. Sobald sie angespielt werden, entstehen feine Schwingungen und Vibrationen, die Körper, Geist und Seele tief im Inneren berühren. Bedingt dadurch kommt die stockende Energie wieder zum Fließen und ein tiefes Gefühl von Harmonie und Entspannung macht sich in dir breit.

Wenn du dich für eine Klangschalenmassage interessierst, dann informiere dich einfach im Netz über mögliche Anbieter in deiner Nähe. Da eine klassische Klangschalenmassage ebenso en vogue ist wie viele andere fernöstliche, spirituelle Methoden wirst du sicher fündig werden. Aus eigenen Erfahrungen kann ich dir diesen Genuss nur empfehlen.

---

[35]Vgl. www.lichtwege.com/klangschalenmassage

Sonstiges

Nachdem ich dir eine ganze Reihe an Möglichkeiten vorgestellt habe, die man sicher noch um das ein oder andere ergänzen könnte – denn der Rahmen an Dingen, die man tun kann, um sich gut zu fühlen, ist sicher grenzenlos – möchte ich dir noch ein paar scheinbare Kleinigkeiten nennen, die man immer wieder machen kann, um sich selbst ein wenig näherzukommen und seine eigenen Bedürfnisse und Grenzen kennenzulernen. Auch die folgenden Gedanken können wesentlich zu deiner Genesung oder auch als präventive Maßnahmen dazu beitragen, dass du dich selbst nicht verlierst:

- Sei nicht ständig online, du verpasst ganz sicher nichts!
- Gestehe dir jederzeit Pausen zu!
- Lebe deinen Alltag sehr bewusst! Atme bewusst, esse bewusst, liebe bewusst, arbeite bewusst!
- Gestehe dir zu, NEIN zu sagen, ganz egal, zu wem!
- Halte deine Arbeitszeit ein. Du wirst für eine bestimmte Anzahl an Arbeitsstunden entlohnt und du bist gemeinsam mit deinem Arbeitgeber einen Vertrag eingegangen. Beide Seiten haben diesen einzuhalten!
- Schaffe dir ein Netzwerk aus gesunden Strukturen!
- Bitte um Hilfe und nimm sie an!
- Sprich offen über deine Sorgen und Ängste!
- Sprich an, was dich stört, und zwar genau dort, wo es hingehört!
- Träume und halte an deinen Träumen fest!

- Baue Luftschlösser!
- Räume in deinem Leben auf und trenne dich von allem, was dir nicht guttut.
- Erkenne Menschen und Tätigkeiten, die dir Zeit, Kraft, Energie und Nerven rauben. Löse dich von ihnen – sie tun dir nicht gut.
- Lass ab und zu alles stehen und liegen, weil du das Leben feiern möchtest.
- Delegiere Aufgaben und schaffe dir Freiraum!
- Entscheide selbstbestimmt!
- Such dir Menschen, die dir guttun, die dir wohlgesonnen sind! Das kann auch ein Coach oder Ähnliches sein.
- Verabschiede dich von sämtlichen Gedanken, die dich und dein Leben optimieren sollen. Du lebst jetzt, genieße es!
- Pflege dich gut, du hast nur dich! Und das nur ein einziges Mal!

Was kann seitens des Arbeitgebers getan werden, um einem Burnout seiner Mitarbeiter vorzubeugen?

Im Rahmen der Burnout-Forschung, die – obwohl man mittlerweile weiß, dass auch Menschen jenseits der Berufstätigkeit betroffen sein können – insgesamt sehr arbeitsbezogen ist, gelten bestimmte Bedingungen als besonders günstig, um sich daran zu erschöpfen oder auszubrennen. Wenn man also der Frage nachgeht, wie ein Arbeitgeber/ ein Unternehmer präventiv dafür Sorge tragen kann, dass seine Mitarbeiter vom Beschwerdebild des Burnouts verschont bleiben, dann erscheint es mir zunächst notwendig, Risikofaktoren oder Arbeitsbedingungen zu benennen, die einem Burnout besonderen Vorschub leisten können.

Dies sind u. a.:

- fehlende soziale Unterstützung
- geringe Wertschätzung
- hohes persönliches Engagement bis hin zur kompletten Verausgabung
- schlechtes Betriebsklima
- hohes Arbeitspensum/ hohe Arbeitsdichte
- Zeitdruck
- fehlender körperlicher Ausgleich
- Vereinbarkeit von Beruf und Familie kaum möglich
- wenig Transparenz
- Tragen von Verantwortung ohne Handlungskompetenz oder Befugnis
- kaum Potenzial für persönliche und berufliche Entwicklung

Insbesondere dem Arbeitsleben betreffend ist eine wichtige Erkenntnis den Wissenschaftlern Maslach und Schaufeli zu verdanken, die 6 Faktoren benennen, welche einen maßgeblichen Einfluss darauf haben, ob Menschen an ihrem Arbeitsplatz ausbrennen oder eben nicht. Dabei erwähnen sie ein passendes „Ausmaß, in dem sich die Erwartungen des Individuums mit der Realität des Arbeitsplatzes treffen oder ihr widersprechen."[36]

Die 6 Faktoren sind laut Maslach und Schaufeli folgende[37]:

- Arbeitsbelastung
- Einfluss/ Kontrolle
- Belohnung und Anerkennung
- Gemeinschaft
- Fairness, Respekt und Gerechtigkeit
- Werte

Derzeit findet ein Umbruch in den gesamten Strukturen dieser Welt statt, ein Umbruch, der alles miteinander verbindet und gleichzeitig in Abhängigkeiten zwingt, deren Ausmaß momentan noch nicht absehbar ist. Dies hat jedoch zur Folge, dass die Welt, wie wir sie lange kannten, ein Stück weit unberechenbar geworden ist und sich klassische Strukturen – in denen es einen Leitwolf gab, der die Herde antrieb, und in denen es einen Chef gab, dem alle folgten – auflösen. Es ist zukünftig davon auszugehen, dass Unternehmen, Familien, ganze Staaten besser funktionieren, wenn sich Hierarchien abbauen und man ein gemeinschaftliches und gemeinsames Anliegen verfolgt. In einer wahrhaftigen Gemeinschaft kann großes Entwicklungspotenzial für die Zukunft unserer Gesellschaft liegen, insbesondere in Zeiten, in denen unsere ganze Lebenswirklichkeit an Komplexität weiter zunehmen wird. Durch rasante Entwicklungen, die weiter fortschreitende Digitalisierung und Automatisierung von Arbeitsprozessen werden Stück für Stück immer mehr Arbeitsplätze wegfallen und es fallen, so Gerald Hüther[38], insbesondere jene einfachen Arbeitsplätze weg, die vor

---

[36]Zitat nach: Geyerhofer, S./ Unterholzer, C.; Burnout aus systemischer Sicht, S. 184
[37]Vgl. Geyerhofer, S./ Unterholzer, C.; Burnout aus systemischer Sicht, S. 184

allem dazu dienten, Geld zu verdienen, um die eigene wirtschaftliche Existenz zu sichern. In der Erwerbsarbeit übrig bleiben perspektivisch jene Menschen, die etwas arbeiten wollen, wofür sie brennen, was ihnen Sinnerfülltheit und Freude bereitet. Sie möchten etwas mit Leidenschaft tun, sie möchten teilhaben an einem gemeinschaftlichen Leben und sie möchten einen wichtigen Beitrag zum Erfolg der Gesellschaft, zum subjektiven Erfolg ihres eigenen Lebens oder auch zum Erfolg deines Unternehmens leisten. Sie möchten nicht länger Objekt sein, sondern als Subjekt behandelt, anerkannt und wertgeschätzt werden[39].

In Zeiten also, in denen Fachkräfte zur Mangelware werden und die finanzielle Existenz durch staatliche Hilfen gewährleistet ist, wird der Erfolg deines Unternehmens maßgeblich davon beeinflusst, wie wohl sich deine Mitarbeiter in deinem Unternehmen fühlen, wie sehr sie sich mit deinen Unternehmenszielen identifizieren und wie du sie an deinem Unternehmen beteiligst bzw. sie langfristig binden kannst. Geld spielt sicher eine Rolle, aber nicht mehr die alles Entscheidende. Das ganze Konstrukt Arbeit wird sich zukünftig verändern. Schon John Mayard Keynes[40] war sich in den 30er Jahren des 20. Jahrhunderts sicher, dass wir bedingt durch moderne Technologien künftig sehr viel weniger arbeiten werden. Bislang konnte sich seine These nicht verwirklichen, aber sie nimmt derzeit an Brisanz zu. Gerade in Zeiten, in denen Maschinen durch das Einfügen relativ einfacher Algorithmen immer komplexer werdende Arbeitsabläufe übernehmen, bekommt die Debatte um neue Arbeitskonzepte, auch im Hinblick auf die Arbeitszeit, einen ganz neuen Schwung und, so das Institut für Arbeitsmarkt- und

---

[38]Vgl. Hüther, G.: Würde: Was uns stark macht – als Einzelne und als Gesellschaft, 2018, Knaus

[39] Vgl. Hüther, G.: Unser Hirn ist umbaufähig – lebenslang, in Glaube + Heimat, Nr. 13, März 2019; Seite 3

[40]Vgl. www.newmanagement.haufe.de/organisation/weniger-arbeit-voller-lohn-utopie-im-test

Berufsforschung (kurz IAB), trifft damit auch den Nerv der arbeitenden Bevölkerung[41]. Gestiegene Ansprüche, Erwartungen und Herausforderungen auf sämtlichen Ebenen führen zu einem neuen Bewusstsein der Menschen, die achtsamer mit ihren Ressourcen umgehen und es sich erstmals leisten können, an die eigene subjektiv empfundene Lebensqualität zu denken. Sowohl in Zeiten der Weltkriege als auch in der Nachkriegszeit gab es schlichtweg keine Möglichkeiten, um sich über Lebensziele, Wünsche, Bedürfnisse etc. Gedanken zu machen. Die Generation danach war sowohl im Osten als auch im Westen Deutschlands von Kriegs- oder Nachkriegserfahrungen geprägt. Erst die nachfolgende Generation ist in der Lage gewesen, mehr Wert auf Individualität, Subjektivität und ein würdevolles Leben zu legen.

Die Menschen, die heutzutage dem Arbeitsmarkt zu Verfügung stehen, wünschen sich eine ausgeglichene Work-Life-Balance. „Work-Life-Balance bedeutet eine neue, intelligente Verzahnung von Arbeits- und Privatleben vor dem Hintergrund einer veränderten und sich dynamisch verändernden Arbeits- und Lebenswelt. Betriebliche Work-Life-Balance-Maßnahmen zielen darauf ab, erfolgreiche Berufsbiografien unter Rücksichtnahme auf private, soziale, kulturelle und gesundheitliche Erfordernisse zu ermöglichen.“[42] Für viele Mitarbeiter, insbesondere für jene der jüngeren Generation, ist Arbeit EIN Bestandteil ihres Lebens. Aber eben auch nur einer. Dieser Aspekt wird sich perspektivisch verstärken. Und das ist sehr gut und vor allem gesund, denn wenn es zukünftig weniger Arbeit für den Menschen gibt, dann ist es erforderlich, dass er sich auf andere Lebensbereiche konzentrieren kann und dort Dinge verfolgt, die er mit Leidenschaft tut. Wenn man heute mit jungen Erwachsenen spricht, dann hört man oft

---

[41]Vgl. www.newmanagement.haufe.de/organisation/weniger-arbeit-voller-lohn-utopie-im-test
[42] Zitat nach: https://www.perwiss.de/thema-work-life-balance.html

heraus, dass sie nicht das Arbeitsmodell ihrer Eltern übernehmen wollen. Nein, sie möchten nicht mehr länger als Knechte großer Unternehmen funktionieren, sondern ein selbstbestimmtes Leben führen. Eines, in dem ihnen mit Würde, Menschlichkeit und einem Sinn für Gemeinschaft begegnet wird.

Auch für Unternehmer und Arbeitgeber wird diese Tendenz einen Umbruch bedeuten und dazu führen, dass man dieser Entwicklung gerecht wird. Als Unternehmer oder Arbeitgeber bist du nämlich durchaus davon abhängig, motivierte Mitarbeiter an deiner Seite zu haben, denn dein Erfolg hängt maßgeblich von deren Leistungsbereitschaft und Wohlbefinden ab.

Ein Unternehmer oder Arbeitgeber, der Wert auf eine gesunde Mitarbeiterschaft legt und der bereits an einem präventiven Vorgehen interessiert ist, um mit seiner wichtigsten Ressource, nämlich seinem Humankapital, schonend und zukunftsweisend umzugehen, sollte sich laut dem Online- Personalmanagementwissen www.perwiss.de[43] folgende Kriterien im Umgang mit seinen Mitarbeitern zur Handlungsmaxime machen:

✓ Das A und O für ein gelingendes Unternehmen ist ein ausgesprochen gutes Betriebsklima. **Investiere** sowohl kurz- als auch langfristig **in die positive Wirksamkeit eines guten Betriebsklimas.**

Was genau gehört da dazu?

✓ **Anerkennung** und **Wertschätzung** tragen ganz entscheidend zur Motivation der Mitarbeiter bei. Ein Arbeitgeber sollte demnach **positives Feedback** geben und auch **Lob** offen ansprechen. Die Zeiten, in denen galt, dass keine Kritik Lob

---

[43]Vgl. www.perwiss.de/burnout.html

genug sei, sind hoffentlich vorbei. In Zeiten des akuten Fachkräftemangels kann es sich im Grunde kein Unternehmer mehr leisten, seinen Mitarbeitern keine oder zu wenig Wertschätzung auszudrücken. Ganz nebenbei gelingt es einem Team, welches sich durch Anerkennung und Wertschätzung auszeichnet, sowohl Erfolge, aber auch Probleme offen anzusprechen. Ein **gutes Betriebsklima und** ein **wertschätzender Arbeitgeber** schaffen eine **vertrauensvolle Atmosphäre**, in der jeder seinen Teil zum Erfolg des Unternehmens, der Gemeinschaft beiträgt. Die Möglichkeiten, die du als Arbeitgeber oder Unternehmer hast, um für ein gutes Betriebsklima zu sorgen, sind vielfältig. Neben **Anerkennung, Respekt, Loyalität, Transparenz, Wertschätzung, gerechter Entlohnung** u.v.m. sind es oft **kleine Gesten**, die eine **große Wirkung** erzielen. Kennst du deine Mitarbeiter beim Namen? Begrüßt du sie regelmäßig freundlich? Nimmst du dir Zeit für Vorschläge, Ideen, Probleme, Kritik? Gratulierst du ihnen zum Geburtstag? Kennst du die Sorgen und Nöte deiner Mitarbeiter? Gibt es ab und zu Betriebsausflüge? Supervision?

✓ **Nimm deine Fürsorgepflicht gegenüber deinen Mitarbeitern wahr!**

Du hast einen Mitarbeiter, der unter einem Burnout leidet oder akut davon bedroht ist. Was kannst du also tun? Nimm deine Fürsorgepflicht als Arbeitgeber wahr! Weder dir noch deinem erkrankten oder von Krankheit bedrohtem Mitarbeiter ist geholfen, wenn er lange Zeit ausfällt. In Zeiten einer Wissens- und Informationsgesellschaft, in einer Zeit, in der Expertenwissen gefragt ist und es an Fachkräften mangelt, ist es besonders wichtig, seine Mitarbeiter pfleglich zu behandeln. Es nutzt niemandem, wenn das Thema Burnout zu einem Tabu wird. Es ist also ratsam, zeitnah einzugreifen, wenn du merkst, dass das Thema Burnout in deinem Team, in deinem Unternehmen angekommen ist. Sprich das Thema taktvoll und vertrauensvoll an, ohne die Situation des Mitarbeiters zu entwerten, und suche gemeinsam mit dem Mitarbeiter nach einer einvernehmlichen optimistischen Lösung. Was kannst du tun, damit dein Mitarbeiter nicht ausbrennt? Gibt es Möglichkeiten, einen Ausgleich zu schaffen? Strukturelle Veränderungen? Beratung? Coaching? Weiterbildung? Supervision? Homeoffice? Etc.

✓ **Verbesserung der Arbeitssituation/ Abbau hierarchischer Strukturen**

Immer wieder belegen Studien oder Befragungen unter Mitarbeitern, dass die Zufriedenheit mit der eigenen Arbeitssituation vor allem dann steigt, wenn Mitarbeiter beteiligt sind. Wenn sie als Teil der Herde das Gefühl haben, am Gesamtprozess ihren eigenen Anteil zu tragen, dann sind Mitarbeiter zufrieden. Sie möchten sinnvoll gebraucht und nicht verwaltet oder verheizt werden.

Wann also sind deine Mitarbeiter zufrieden? Sie sind zufrieden:

- wenn du sie an Entscheidungen teilhaben lässt
- wenn du für Transparenz in den Arbeitsabläufen sorgst
- wenn die Kompetenzen eindeutig geregelt sind
- wenn Mitarbeiter über genügend Spielraum verfügen, um eigenständig denken zu dürfen, um planen und entscheiden zu können.

Tritt all dies in Kraft, dann sind deine Mitarbeiter meist auch bereit, die Verantwortung für ihren eigenen Handlungsspielraum zu tragen. Durch hierarchische Strukturen jedenfalls sind die Kreativität und die Motivation deiner Mitarbeiter enorm eingeschränkt. Denkst du dabei an das oben dargestellte Szenario, dann kannst du dir unmotivierte, frustrierte und erschöpfte Mitarbeiter gar nicht mehr leisten.

✓ **Achte auf die Arbeitszeit deiner Angestellten**

Natürlich – und das ist jedem bewusst – gibt es Phasen, in denen Mehrstunden anfallen, und trotzdem empfehle ich dir an dieser Stelle, die vertraglich geregelten Arbeitszeiten deiner Mitarbeiter einzuhalten. Auch das schafft zufriedene Mitarbeiter, denn nur eine verlässliche Lebensstruktur lässt eine gewisse Planbarkeit im Leben deiner Mitarbeiter zu. Ein Mitarbeiter, der neben seiner vertraglich geregelten Arbeitszeit noch Familienangehörige pflegt, ein Elternteil, welches den Nachwuchs von A nach B fahren muss, ein Vater, der aus tiefstem Herzen am Leben seiner Kinder teilhaben möchte und stets und ständig länger am Arbeitsplatz verweilt, weil er eine Deadline einhalten muss, weil Produktionsdruck herrscht oder die Dienste ausfallender Mitarbeiter übernommen werden müssen, erfährt Stress, fühlt sich ständig von einem schlechten Gewissen geplagt, ist erschöpft und ausgelaugt. Er wird schleichend krank.

Auf der anderen Seite nutzt einer jungen Mutter beispielsweise die Reduktion ihrer wöchentlichen Arbeitszeit auf 20 Stunden nichts, wenn sie schlussendlich 40 Wochenstunden arbeitet, aber nur 20 Stunden bezahlt bekommt und trotzdem ein schlechtes Gewissen hat. Du als Unternehmer hast nur dann einen langfristig effektiven Nutzen von deinen Mitarbeitern, wenn diese gern zur Arbeit kommen. Wenn deine Mitarbeiter das Gefühl haben, dass sie wirklich gebraucht werden, dass alle gemeinsam an einer Sache arbeiten, dann hast du es geschafft, deine Mitarbeiter mitzunehmen. Durch das Einhalten der Arbeitszeit bringst du deinen Mitarbeitern eine große Portion an Wertschätzung und Fürsorge entgegen, die maßgeblich für den Erfolg deines Unternehmens ist. Sollten dennoch Überstunden anfallen, weil es die Situation eben verlangt, dann sorge zeitnah für einen Abbau der Überstunden. Im Idealfall beziehst du deinen Mitarbeiter in die Planung ein und gestehst ihm Freiräume zu, wenn die betriebliche Situation es wieder besser zulässt.

Familienfreundliche/ sozialverträgliche Arbeitszeiten gelten ebenfalls als ein Indikator für Mitarbeiterzufriedenheit, ebenso ein Unternehmen, welches auf die Gesunderhaltung seiner Belegschaft achtet. Zu einer optimalen Vereinbarkeit von Beruf und Familie, sowohl für Männer als auch für Frauen, zählen flexible Arbeitszeiten, Berücksichtigung der Wünsche der Mitarbeiter, Möglichkeiten eines Home-Office etc. All diese Faktoren reduzieren Stress und bauen Belastungen sowie selbst gemachten Termindruck ab. Gib deinen Mitarbeitern Freiraum, Luft zum Atmen, Zeit zum Leben. In Unternehmen, in denen dies gut gelingt, sinkt statistisch gesehen das Burnoutrisiko enorm. Außerdem steigen das Leistungsvermögen und das Arbeitsengagement immens. Einige Unternehmen sind dabei Vorreiter. Sie zeigen, wie es gehen kann, und sie haben großen Erfolg mit dieser neuen Strategie der Mitarbeiterpflege. Möglicherweise wurden sie inspiriert von Stephan Aarstols Buch „The five-hour workday: live differently, unlock productivity, and find happiness“. Lasse Rheingangs hat versucht, sein Unternehmen so zu optimieren, dass ein Arbeitstag mit 5

Stunden/Tag möglich wurde. Seine Strategie zeugt von großem Erfolg. Er selbst ist fest davon überzeugt, dass seine Mitarbeiter so weniger Zeit vergeuden und sehr viel produktiver arbeiten als an einem 8-Stunden-Tag. Ob dieses System auch langfristig erfolgreich sein wird, wird die Zeit zeigen. Es sind jedoch bereits Wissenschaftler darauf aufmerksam geworden, die die Wirksamkeit dieses Arbeitszeitmodells im Rahmen einer Studie wissenschaftlich überprüfen wollen. In jedem Fall klingt Rheingangs Modell zukunftsweisend, erfolgversprechend und bei jungen Erwachsenen en vogue.

Zu einer erfolgreichen Implementierung solcher Modelle gehören aber auch Führungsqualitäten, Vergütungsmodalitäten und die gesamte Unternehmenskultur. Ob und in welchem Umfang agile Arbeitsmethoden für eine erfolgreiche Unternehmensführung eine Rolle spielen, ist eine spannende Frage. Begeisterung der Mitarbeiter, eine Gemeinschaft, die sich gegenseitig trägt, optimierte Arbeitsstrukturen und Prozessstandards machen Rheingangs Modell zu einer Vision, die möglicherweise auch auf dein Unternehmen übertragbar ist. Gerade wenn es darum geht, dem viel zitierten Fachkräftemangel etwas entgegenzustellen, dann sind heutzutage nicht mehr nur ein gutes Gehalt und Statussymbole ausschlaggebende Kriterien, sondern vor allem Flexibilität, Zeit, Vereinbarkeit von Familie und Beruf, eine ausgewogene Work-Life-Balance, ein hohes Maß an Selbstbestimmtheit etc. Kriterien, die dazu beitragen, sich für ein Unternehmen zu entscheiden oder eben auch dagegen. Hast du also Interesse daran, deine anspruchsvoller werdenden Kunden mit gleichbleibender oder steigender Qualität zu überzeugen, dann hast du nur eine Chance: Pflege deine Mitarbeiter und sei dir darüber im Klaren, dass es dir und deinem Unternehmen nur dann gut geht, wenn es deinen Ressourcen, also deinen Mitarbeitern, an nichts fehlt.

✓ **Überprüfe regelmäßig das Arbeitspensum deiner Mitarbeiter!**

Von großer Bedeutung für die Zufriedenheit deiner Mitarbeiter ist ein – gemessen an der vereinbarten Arbeitszeit – realistisches Arbeitspensum. Ist das, was deine Mitarbeiter zu leisten haben, wirklich schaffbar? Übernimmt einer der Mitarbeiter dauerhaft zusätzliche Aufgaben auf Grund eines ausgefallenen Mitarbeiters? Wie kannst du für Entlastung sorgen? Was kannst du tun, damit dir dieser Mitarbeiter nicht auch noch ausfällt? Eventuell kann jemand eingestellt werden? Du könntest Arbeitsabläufe, Strukturen so optimieren, dass der befristete Ausfall eines Mitarbeiters so kompensiert werden kann, dass der andere Mitarbeiter nicht an der zusätzlichen Belastung erschöpft. Belohne ihn, schaffe ihm einen Ausgleich, zeige ihm deine Wertschätzung und Anerkennung.

✓ **Verbessere Organisationsabläufe**

Überprüfe regelmäßig die Organisationsabläufe in deinem Unternehmen. Wo kannst du deinen Mitarbeitern mehr Raum geben, mehr Handlungskompetenzen zugestehen? Lange Wartezeiten auf das Okay von dir sorgen für Frustration und wenig Motivation. Mitarbeiter, deren Flügel gestutzt sind, können nicht fliegen. Sie werden kaum innovative Ideen entwickeln und Eigenständigkeit an den Tag legen.

✓ **Trage engagiert dazu bei, dass deine Mitarbeiter gut qualifiziert sind. Fördere sie!**

Sehr wichtig für das Wohlbefinden deiner Mitarbeiter und ihren Verbleib in deinem Unternehmen ist, dass sie fachlich stets gut qualifiziert sind. In einer Zeit, in der sich vor allem die Technik und Digitalisierung rasant entwickelt, sollten auch deine Mitarbeiter immer am Ball bleiben. Um deine Mitarbeiter also vor Überforderung zu schützen, solltest du sie regelmäßig weiterbilden, nicht nur im Hinblick auf technische Abläufe, auch Weiterbildungen/ Qualifizierungen im Bereich der Persönlichkeitsentwicklung sind immer von großem Vorteil und geben deinen Mitarbeitern immer auch das Gefühl, dass du dich für ihre Entwicklung und Perspektiven innerhalb und außerhalb deines Unternehmens interessierst.

✓ **Pflege einen guten Kontakt zu deinen Mitarbeitern!**

Ein guter Kontakt zu deinen Mitarbeitern ist insbesondere für den zukünftigen Erfolg deines Unternehmens, welches mit vielen Faktoren der modernen Welt wie Rationalisierung, globalem Leistungsdruck, Digitalisierung und Automatisierung, einem steigenden Fachkräftemangel usw. zu kämpfen hat, enorm wichtig. Halte einen guten Kontakt zu deinen Mitarbeitern. Du lernst sie dadurch besser kennen und kannst das Leistungsvermögen, die Leistungsbereitschaft, die Motivation, das Fachwissen, Kernkompetenzen und Softskills viel besser einschätzen, wenn du einen regelmäßigen Kontakt zu deinen Mitarbeitern pflegst. Schätze sie, pflege sie, beziehe sie ein, denn sie tragen entscheidend zu deinem Erfolg bei.

Neben alltäglichem Kontakt oder Teamberatungen stellen auch Mitarbeitergespräche eine ausgesprochen gute Methode dar, um in einer freundlichen Atmosphäre ein offenes Gespräch zu führen. Die Ziele dabei können ganz unterschiedlich sein. Wichtig ist jedoch ein offenes, direktes Gespräch, in dem auch der Mitarbeiter mit seinen Wünschen und Bedürfnissen, aber auch seinen Sorgen und Nöten angehört wird, ohne die besprochenen Dinge zu bewerten.

Wie können Angehörige dem Betroffenen helfen?

Aufgrund dessen, dass Menschen, die unter einem Burnout leiden, relativ lange versuchen, ihre Beschwerden zu vertuschen und durch ein überhöhtes Engagement ihre eingeschränktere Leistungsfähigkeit verheimlichen, oder auch ihre spürbare Erschöpfung niemandem mitteilen, bemerken auch Angehörige oft erst sehr spät, dass der Betroffene nicht mehr kann. Es ist anzunehmen, dass auch Angehörige sehr unter dem Burnout oder den unterschiedlichen Beschwerdebildern der Erschöpfung eines Familienmitglieds leiden. Zum einen erleben Angehörige oft Schuldgefühle, Hilflosigkeit, Angst, Verzweiflung, aber auch Unmut und manchmal auch Wut, weil sie nicht verstehen können, was den anderen so stresst, so überfordert, so erschöpft. Denn bislang hat genau das doch so wunderbar funktioniert und plötzlich gerät eine Welt aus den Fugen, die schon lange nur noch auf wackeligem Boden stand. Es hat nur keiner wahrgenommen – oder doch und sich nicht eingestanden. Nun jedenfalls ist das Kind in den Brunnen gefallen, der Akku ist alle oder der Stecker gezogen! Was kannst du also machen, um deinem Partner, deinem Angehörigen zu helfen?

Zunächst ist es auch für dich wichtig, die Situation ernst zu nehmen, zu begreifen, dass der Erschöpfungszustand deines Gegenübers ernst und vor allem wahr ist. Burnout ist, auch wenn es noch keine anerkannte Krankheit ist, ein Syndrom, welches einer psychischen Erkrankung nahekommt. Deinem Partner oder einem anderen Familienangehörigen geht es sehr schlecht und daran hat niemand Schuld. Nicht der Arbeitgeber, nicht du, nicht dein Angehöriger, nicht das Leben. Aber das konntest du ja bereits im Kapitel über die Ursachen eines Burnouts erfahren.

Jetzt aber ist es an der Zeit, wieder aufzustehen, sich neu zu sortieren und einen neuen Lebensweg einzuschlagen, der deinem Partner oder Angehörigen dabei hilft, sich selbst wieder zu finden und ein Leben voller Fülle und Freude zu leben. Gib ihm die Zeit, die er dafür braucht! Unterstütze ihn dabei, sich professionelle Hilfe zu suchen, höre ihm zu und gib ihm möglichst keine Ratschläge, denn das wird ihn möglicherweise zusätzlich belasten und seine ohnehin angeschlagene Situation negativ verstärken. Sei für ihn da, wenn er es zulässt und gib ihm Ruhe, Zeit für sich, wenn er dies braucht[44].

Schlussendlich kann ich dir an dieser Stelle nur raten, bei allem Unterstützungswillen und deinem Wunsch, dem anderen hilfreich zur Seite zu stehen, auch auf deine eigenen Bedürfnisse zu achten, dein hoffentlich gesundes Leben auch weiterhin gesund zu verbringen und selbst nicht an den Folgen des Burnouts des Angehörigen zu erschöpfen.

---

[44] Vgl. https://www.burn-out-syndrom.org/angehorige

Schluss

Nun bist du am Ende dieses Buches angekommen und hast einen umfangreichen Einblick in die Thematik „Burnout“ bekommen. Ich hoffe, der Inhalt hat dir gefallen und du konntest einige Infos und nützliche Tipps für dich mitnehmen. Als kleines Dankeschön erhältst du von uns eine Vorlage für ein Stresstagebuch. Besuche dazu bitte die Seite www.die-stressexperten.net und folge den Anweisungen.

Literaturverzeichnis

Aarstol, St.: The five hour Workday, Life differently, unlock productivity, and find happiness, 2016, LIONCREST Publishing

Albrecht, S.: Burnout – ein Leitfaden des ifa, S. 18, 2016

Anderssen-Reuster, U.: Achtsamkeit in Psychotherapie und Psychosomatik, Haltung und Methode, Schattauer, 2011

Bergner, Thomas; Burn-out bei Ärzten, Deutsche Ärzteblatt, 09/2004

Burisch, M., Das Burnout-Syndrom. Theorie der inneren Erschöpfung (3. Auflage), 2006, Berlin: Springer

Don Miguel Ruiz; Die vier Versprechen. Ein Weg zur Freiheit und Würde, Allegria 2018, 11. Auflage

Freudenberger, H./ North, G.: Burn-out bei Frauen, Frankfurt 1992

Geyerhofer, S./ Unterholzer, C. Burnout aus systemischer Sicht, S.177-200, SYSTEME 2008, Jg.22 (2)

Grönemeyer, Dietrich: Stress kann auch ein Segen sein; 2017, veröffentlicht auf www.xing.de

Hammer, M.: SBT: Stressbewältigungstraining für psychisch kranke Menschen, Ein Handbuch zur Moderation von Gruppen, Psychosoziale Arbeitshilfen 24, 6. Auflage 2014, Köln: Psychiatrie Verlag

Hüther, G.: Würde: Was uns stark macht – als Einzelne und als Gesellschaft, 2018, Knaus

Hüther, G.: Unser Hirn ist umbaufähig – lebenslang. In Glaube + Heimat, März 2019

Kleiber/ Enzmann, Bibliographie zum Thema Burnout, 1990

Richter, P./ Hacker, W.: Belastung und Beanspruchung, 1998, Assanger

Roming, Anna: Das erlaube ich mir! In Psychologie Heute, 01/2018, S. 19-21

Stahl, St.: Das Kind in dir muss Heimat finden. Das Arbeitsbuch, 2017, 3. Auflage

WEBLINKS

de.wikipedia.org/wiki/Systemische_Therapie

systemische-gesellschaft.de/systemischer-ansatz/

www.achtsamkeit-lernen.de

www.burnoutexperts.ch

www.burnout-studie.psych.tu-dresden.de

www.burn-out-syndrom.org/angehorige

www.dfme-achtsamkeit.de

www.hilfe-bei-burnout.de

www.lichtwege.com/klangschalenmassage

www.neurologen-und-psychiater-im-netz.org

www.neurologen-und-psychiater-im-netz.org/psychiatrie-psychosomatik-psychotherapie/therapie/psychotherapie/klassische-psychoanalyse/

www.neurologen-und-psychiater-im-netz.org/psychiatrie-psychosomatik-psychotherapie/therapie/psychotherapie/tiefenpsychologisch-fundierte-dynamische-psychotherapie

www.perwiss.de/burnout.html

www.planet-wissen.de/gesellschaft/psychologie/achtsamkeit/index.html

www.wegdermitte.de

Empfehlungen

Eine Empfehlung meinerseits, welche mir dabei hilft, nach einem stressigen Tag abzuschalten, ist die folgende Mp3:

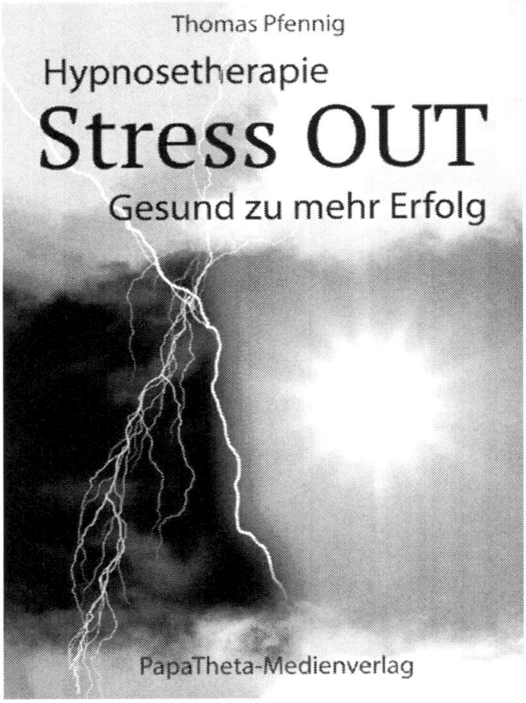

https://bit.ly/2ZnRDSY

Die neue Audiohypnose (MP3 Sofortdownload) "Hypnosetherapie Stress OUT" sorgt nicht nur für ein anhaltendes, stressfreies Leben, sondern sorgt außerdem dafür, dass der Anwender zukünftig alles erfolgreicher angeht, im geschäftlichen, wie im privaten Bereich.

Haftungsausschluss

Der Inhalt dieses E-Books wurde mit großer Sorgfalt geprüft und erstellt. Für die Vollständigkeit, Richtigkeit und Aktualität der Inhalte kann jedoch keine Garantie oder Gewähr übernommen werden. Der Inhalt dieses E-Books repräsentiert die persönliche Erfahrung und Meinung des Autors und dient nur dem Unterhaltungszweck. Es wird keine juristische Verantwortung oder Haftung für Schäden übernommen, die durch kontraproduktive Ausübung oder durch Fehler des Lesers entstehen. Es kann auch keine Garantie für Erfolg übernommen werden. Der Autor übernimmt daher keine Verantwortung für das Nicht-Erreichen der im Buch beschriebenen Ziele. Dieses E-Book enthält Links zu anderen Webseiten. Auf den Inhalt dieser Webseiten haben wir keinen Einfluss. Deshalb kann auf diesen Inhalt auch kein Gewähr übernommen werden. Für die Inhalte der verlinkten Seiten ist daher der jeweilige Anbieter oder Betreiber der Seite verantwortlich. Rechtswidrige Inhalte konnten zum Zeitpunkt der Verlinkung nicht festgestellt werden.

Impressum

Dennis Walter

Malterstraße 19

56070 Koblenz

dw312@web.de

1.Auflage 2019

Printed in Poland
by Amazon Fulfillment
Poland Sp. z o.o., Wrocław

67362666R00070